OCT 血管造影

OCT Angiography

〔加〕David R. Chow   〔巴西〕Paulo Ricardo   著

张贵森   主译   惠延年   主审

北京科学技术出版社

本书由蒂姆医学出版社有限公司（美国纽约市第七大道333号，10001）授权出版。

著作权合同登记号 图字：01-2018-3602号

图书在版编目（CIP）数据

OCT血管造影 /（加）周大卫（David R.Chow），（巴西）保罗·里卡多（Paulo Ricardo）著；张贵森主译. — 北京：北京科学技术出版社，2018.9

书名原文：OCT Angiography

ISBN 978-7-5304-9798-2

Ⅰ.①O… Ⅱ.①周… ②保… ③张… Ⅲ.①眼底荧光摄影—血管造影 Ⅳ.①R770.41

中国版本图书馆CIP数据核字(2018)第179826号

OCT血管造影

作　　者：〔加〕David R.Chow　〔巴西〕Paulo Ricardo

主　　译：张贵森

责任编辑：张真真

责任校对：贾　荣

责任印制：吕　越

封面设计：申　彪

出 版 人：曾庆宇

出版发行：北京科学技术出版社

社　　址：北京西直门南大街16号

邮政编码：100035

电子信箱：bjkj@bjkjpress.com

网　　址：www.bkydw.cn

电话传真：0086-10-66135495（总编室）

　　　　　0086-01-66113227（发行部）　0086-01-66161952（发行部传真）

经　　销：新华书店

印　　刷：北京捷迅佳彩印刷有限公司

开　　本：710mm×1000mm　1/16

印　　张：13

字　　数：250千字

版　　次：2018年9月第1版

印　　次：2018年9月第1次印刷

ISBN 978-7-5304-9798-2/R·2500

定　　价：180.00元

译者名单

主译：张贵森

主审：惠延年

译者：（按姓名笔画排序）

王　琳　刘　磊　杨亚军　吴　强　张　含

张贵森　娜日莎　贾慧珍　惠延年

译者序

在医学史上，眼底成像技术的划时代发展一直是令人振奋的大事件。1851 年 Helmholtz 发明检眼镜，首开活体眼底直接观察的先河。1961 年，荧光素血管造影术问世，实现了对眼底血流动力学、血管着色和渗漏等病变的动态记录。相干光层析成像术（optical coherence tomography, OCT）自 20 世纪 90 年代发明以来，特别是 2005 年以后推出的频域 OCT，其更快的扫描速度并辅以运动校正技术，使成像分辨率大为精进，能清晰呈现中心视网膜和视盘的三维影像，几乎成为每个眼科临床中心不可或缺的成像工具。

在 OCT 技术基础上建立的 OCT 血管造影术（OCTA），在近几年间已显示出巨大的优势和广阔的前景。它无须静脉注射造影剂，能够快速、非侵入性地获取同一部位多层次血管系统的高质量静态影像，可以量化评估血管密度等多种参数，在对多种眼底疾病的深入观察、诊治和疗效评估中发挥了显著作用。

由于 OCTA 涉及设备、算法、解释和定量等一系列新问题，也随之出现一批新术语，临床医师大多对此尚不熟悉。国内目前约有 300 台设备投入临床使用。随着这一技术的快速推广和应用，学习和掌握其成像原理及应用技术是眼科医师面临的迫切任务。一本新书由此应运面世，这就是 2017 年 10 月刚出版的由 David、Paulo 等编写的 *OCT Angiography*。该书由国际上一些先期应用 OCTA 的专家编写，着意为眼底专科医师与关注视网膜血管系统的病理生理专家提供 OCTA 的全面知识及疾病应用的精细图像。不久前刊出的一篇英文书评文章（Verbraak F. Graefe's Arch Clin Exp Ophthalmol, 2018. 256:1215-1216），对此书做出了积极正面的评价。

本书分为 19 章，分别介绍了 OCTA 的基本原理和技术，常见的 OCTA 伪影，包括运动相关伪影、血管投影、阴影效应和分层错误，已投入市场的 4 款采用不同算法的设备等。同时，分章讲解多种疾病的 OCTA 特征，包括 AMD、DR、血管阻塞、成人 Best、MacTel、高度近视、放射性视网膜病变、葡萄膜炎、视网膜肿瘤等，分为新的术语、诊断发现和随访见解等板块。例如，OCTA 能揭示特异性的、与纤维化脉络膜新生血管相对应的异常血管网，可以区分出 3 种新生血管模式（修剪血管树、血管环和缠绕血管网），并出现了 2 种视网膜下纤维化的表现型："死树"（包含一个修剪血管树模式的病变）和"开花的树"（其中缠绕血管网和血管环占优势）。这在以前仅凭荧光素血管造影或 SD-OCT 是无法呈现的。OCTA 可以分析和测量视盘和盘周视网膜的不同层次的血管密度和灌注，这也能增进我们对青光眼病理生理学的了解，检测青光眼的进展。此外，OCTA 也可应用于检测眼前节疾病，如角膜或虹膜新生血管、结膜与抗青光眼手术的滤过泡评估等。

OCTA 是一种正在发展和完善的技术。其技术的局限性，如伪影、高质量但范围较小的视野、没有渗漏的呈现等问题都将被克服。像所有新技术一样，学术验证正在进行中。OCTA 设备硬件和软件的改进，以及由眼科医师对 OCTA 图像及人工现象的标准化解释，对于这种成像模式的进一步发展是非常重要的。

总之，OCTA 技术的推广应用和不断改进，对临床医师提出了新的挑战。这些挑战包括：①了解新技术的原理及如何实现成像的；②了解其优势和局限性，以及可能的改进方法；③了解成像质量、人工现象或伪影的判读与纠正方法；④认识由新技术和新发现产生的新的名词术语和概念，而且这些术语的中译名应求得共识（在中译本内我们特别附上了建议的新术语中英文对照表）；⑤拓展新技术的应用，包括应用于各类眼底病、眼前节甚至眼表疾病；⑥基本了解图像的处理及由此产生的量化指标（如血管密度等），进行准确的定量评估；⑦在透彻了解以上问题的基础上，准确推广应用、并适应或研发日新月异的成像新技术，提高对相关疾病的认识和诊疗水平。我们相信此书中译本的出版将对此大有裨益。

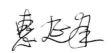

2018 年 7 月 11 日　于西安
空军军医大学（第四军医大学）西京医院

译者前言

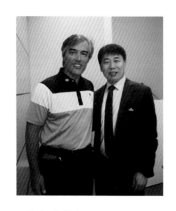

本书原作者David R. Chow
与主译张贵森

眼科的发展日新月异，而眼科相关的影像学检查更是发展飞速。相干光层析成像术（OCT）是眼科发展的一个重要里程碑，尤其使黄斑疾病的诊察更加方便和便捷，但是并不能对血管性疾病进行动态观察。荧光素血管造影术（FFA）和吲哚菁绿血管造影术（ICGA）仍然是 AMD 等眼底疾病的诊断金标准，但是有创、检查时间长和造影剂过敏反应等限制了一些患者的检查，也包括合并高血压、心脏病等全身疾病的患者。

相干光层析成像血管造影术（OCTA）是令人兴奋的新的成像方式，它利用运动对比度来提供视网膜和脉络膜任一层的血管结构视图，可以无须造影剂，快速、无创地进行重复检查，为黄斑疾病治疗效果的评价提供一种更加方便、安全和有效的检查方式。另外，OCTA 还能够对新生血管复合体随时间进行定量分析，可以定量地对比治疗前后的变化。黄斑及视盘的血流密度的准确测量，可以使我们更早地发现缺血的改变，会让我们重新认识一些疾病。

本书翻译过程中，我们力求准确并忠于原著，但难免有不当之处，敬请各位读者不吝赐教，给予批评指正。本书翻译得到了惠延年教授的鼎力支持。他不仅完成了本书的全部审校工作，还对所有译者进行了系统培训，对翻译工作起到了重大的推进作用。在此，我们表示崇高的谢意。同时也感谢所有参译人员的通力协作与帮助。特别感谢同事孙雅娜，认真负责地做好了各位译者间及译者与出版社间的沟通交流工作，为本书能够按时出版作出了巨大的贡献。

2018 年 5 月有幸在多伦多遇到本书的作者 David R. Chow 教授，对于 *OCT Angiography* 一书被译成中文并出版，他表示十分高兴，也希望能给更多的 OCTA 使用者带来益处。

张贵森

2018 年 7 月 19 日

原著前言

　　眼科医师是技术进步的受益者。令人兴奋的新技术层出不穷，帮助我们在诊室或手术室诊断和治疗疾病。毫无疑问，眼科行业下一个十年改变最大的一个领域将是成像技术，它将是 21 世纪眼科专家重要的辅助工具。相干光层析成像血管造影术（OCTA）是其中一项令人兴奋的新的成像技术，它为眼科医师提供了技术和平台，能以非侵入性的方式实现视网膜和脉络膜的血管结构成像，已逐渐应用于普通临床工作中。一个 OCT 体积扫描，现在可以被采集并分成"层"，可以观察评估视网膜和脉络膜在不同层次的功能性血管结构。即使目前这项技术不够成熟，但也使我们对视网膜疾病的理解有了很大的进步，因为借助它能深入观察视网膜循环。此外，在成像分辨率、图像质量和解释图像的软件算法等方面的进展也在促进这项技术整体发展。这本图书的作者来自世界各地，他们都是这个新的成像技术的专家。本书涵盖了全面的 OCTA 技术，大部分章节聚焦于视网膜疾病，少数聚焦于这项技术扩展的适应证，如青光眼、眼前节、葡萄膜炎和肿瘤等。我们希望你能够发现这本书是你个人书架的一个有价值的收藏，我们也希望能够为你提供一本当前最先进的 OCTA 图书！

David R. Chow, MD, FRCSC

目　录

第 1 章
相干光层析成像血管造影：了解基本原理

David R. Chow

概要：

相干光层析成像（optical coherence tomography，OCT）血管造影（OCT angiography, OCTA）是一种令人兴奋的新的成像方式，它利用运动对比度来提供视网膜和脉络膜血管结构的非侵入性影像。它基于获取三维（3D）体积 OCT 扫描，然后以自动分层和正面观察提供视网膜或脉络膜任一层次的血管结构的视图。本章将回顾 OCT 血管造影的基本原理，包括基本技术，理解获得的图像以及涉及这些图像在健康眼的文献。

关键词：

相干光层析成像血管造影，荧光素血管造影，分频幅去相关血管造影，运动校正技术，自动分层

1.1 引言

在过去的 25 年中，相干光层析成像术作为非侵入性的临床工具，在评估黄斑和视神经乳头结构解剖上得到了极大的应用。在 20 世纪 90 年代最初作为研究工具推出之后，采用时域技术在 21 世纪初成为临床应用的主流，但真正的腾飞是在 2005 年之后，傅里叶域或频域 OCT 推出，由于其更快的扫描速度并辅以运动校正技术，如眼球追踪技术 [1]，在成像分辨率上有了巨大的改进。目前，临床实践的特点是结合临床检查、OCT 成像评估黄斑的结构解剖，荧光素血管造影术（fluorescein angiography, FA）评估视网膜血管系统并确定渗漏或染色部位，有时使用吲哚菁绿（indocyanine green, ICG）血管造影术进一步评估深层的脉络膜循环。按照视网膜会员论坛上、由毕业的视网膜会员定义的实践模式显示，在视网膜疾病的诊断和治疗中，越来越依赖 OCT 成像定义临床活动，而 FA 的使用在逐渐减少（图 1.1，图 1.2）。自 1961 年 FA 首次用于视网膜血管成像以来，它一直是评估视网膜血管和视网膜疾病的金标准，尤其以渗漏或染色为特征。虽然 FA 的功能为所有的视网膜专家所熟知，但其风险也是如此，与静脉内注射染料有关的不良反应有恶心、呕吐和过敏性休克 [2-5]。FA 的正确操作也需要在时间、设备、人员培训上有大量的投入。

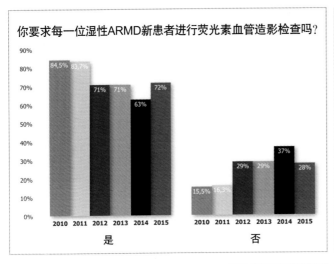

图1.1　新患湿性ARMD的患者使用荧光素血管造影检查的数量不断减少。ARMD，年龄相关性黄斑变性（数据来自2010—2015年北美视网膜会员论坛上的毕业会员）

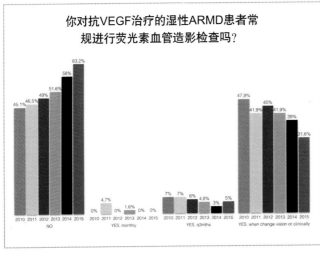

图1.2　抗VEGF治疗的湿性ARMD患者使用荧光素血管造影检查的数量不断减少。ARMD，年龄相关性黄斑变性；VEGF，血管内皮生长因子（数据来自2010—2015年北美视网膜会员论坛上的毕业会员）

1.2　什么是OCTA，为什么它如此令人兴奋

在过去的几年中，OCT平台在成像速度和分辨率方面的进步使其能够通过运动对比检测血流，并且通过延伸可提供视网膜血管结构的正面影像。其基本原理是，从相同的视网膜部位进行连续的B-扫描，然后分析确定扫描的振幅或相位是否发生变化。如果检测到变化，则表示该位置的视网膜内组织发生了明显移动（图1.3）。推断这种运动是由于血管内红细胞的流动产生，不过偶尔的人工现象可造成视网膜移动的"伪"像。通过放大获得的信号（除外SSADA-分频幅去相关血管造影）和数字化处理，以获取视网膜不同层次的血管结构的正视图像。将各种运动校正技术也代表性地应用于数据，以进一步增强获得图像的质量（信噪比）（图1.4）[6-12]。以典

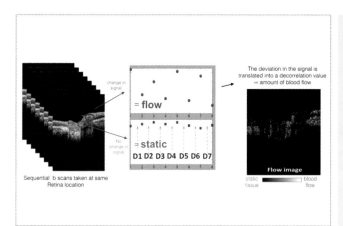

图1.3 OCTA的基本原理：在视网膜完全相同的位置完成序列B-扫描。然后比较这些扫描寻找信号中的任何变化。当存在信号变化时，表示在视网膜这个位置中有移动，并且推断有血液流动。经数学运算评估信号的偏差，用以提供去相关信号，代表视网膜上该点的血流量

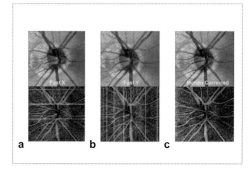

图1.4 运动校正技术。（a）采用水平优先快速横向扫描（Fast-X）。（b）垂直优先快速横向扫描（Fast-Y）。（c）软件分析（Optovue的AngioVue系统2015），合并创建没有运动人工现象，包括残余轴向运动和横向扫视运动的更好质量的影像

型方式，即做结构OCT立方体扫描，以3～4秒的相同时间程序获取数据。重要的是，在繁忙的临床视网膜实践中并不改变工作流程。甚至更好的是，OCTA最突出的特点是这一切都是在没有注射对比性染料的情况下完成的，因此不需要静脉注射，也没有过敏反应的风险。OCTA是非侵入性的！

1.3 理解 OCTA 获得的信息

由于获取的每个OCTA本质上是立方体扫描，因此不同于传统的二维荧光素或ICG血管造影术，它是视网膜血管结构的三维（3D）评估。所以，要正确评估数据，必须采取一种方法来衡量信息量。一种方法是以连续的方式评估从视网膜内表面向下到脉络膜的扫描。这可以通过手动或通过创建扫描的视频文件来完成。这两种选择都需要消耗医师大量的时间，因此医师都不愿意以这种方式使用数据。为简化数据，多数商用OCTA设备已经将立方体进行分层，来反映视网膜血管结构的已知解剖层，这称为自动分层。例如，Optovue OCTA上的AngioVue软件将立方体分割成以下4层。

1. 视网膜内层，从内界膜下3 μm延伸至内丛状层下15 μm。这包括了浅表视网膜血管网的已知解剖位置，通常是我们在传统FA上所看到的（图1.5）。

2. 视网膜中层，从内丛状层下15 μm

延伸到内丛状层下 70 μm，包含了深层视网膜毛细血管网的已知位置。传统 FA 看不清这一层血管网，但在 OCTA 上看得很清晰。在 OCTA 上对该区域的评估，为诸如旁中心凹毛细血管扩张症（PFT）2b 型、旁中心急性中层黄斑病变（PAMM）和视网膜血管瘤样增生（RAP）等疾病的病理学观察进一步提供了依据，这是我们在传统 FA 上不能清楚看到的（图 1.6）。

3. 视网膜外层，从内丛状层下方 70 μm 延伸至视网膜色素上皮（RPE）参考线下方 30 μm。该区域在解剖学上对应于视网膜的部分，在正常个体中从未有任何血管系统。因此，除非存在病理改变，否则该层应始终为空白（图 1.7）。这层对确定 2 型（视网膜下）新生血管膜非常有用。

4. 脉络膜毛细血管层，从 RPE 参考线以下 30 μm 到 RPE 参考线以下 60 μm。它包含脉络膜毛细血管网，并可检测早期 1 型（RPE 下）脉络膜新生血管膜（CNVM；图 1.8）。

这 4 个自动分层区域随后在一次单独打印输出中显示为 4 个框（图 1.9）。在临床工作中，这种视图容易使用，并

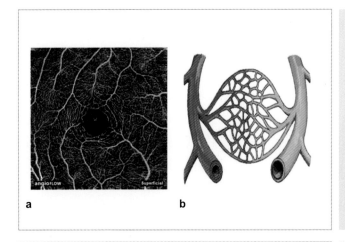

图 1.5 视网膜内层血管网（Optovue 的 AngioVue 系统）从内界膜下 3 μm 延伸至内丛状层下 15 μm。（a）获得的 OCTA 影像看起来与传统荧光素血管造影获得的视图非常相似。（b）传统的视网膜浅表血管网的解剖结构

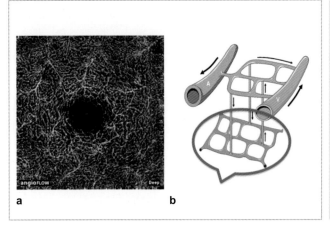

图 1.6 视网膜中层血管网（Optovue 的 AngioVue 系统）从内丛状层下 15 μm 延伸到内丛状层下 70 μm。（a）OCTA 影像显示在传统荧光素血管造影中从来看不见的深层视网膜血管网的细节。对深层视网膜血管网的观察是 OCTA 更强大的新功能之一。（b）传统视图的视网膜深层血管网的解剖

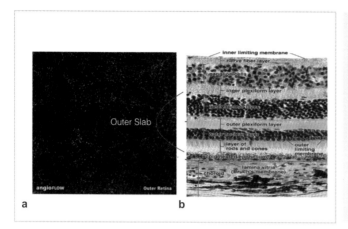

图1.7　视网膜外层血管网（Optovue的AngioVue系统）从内丛状层以下70 µm延伸至RPE参考线以下30 µm。（a）OCTA影像在正常个体中显示为空白框，因为正常的视网膜中这部分绝没有任何血管。（b）视网膜外层血管网成像的解剖

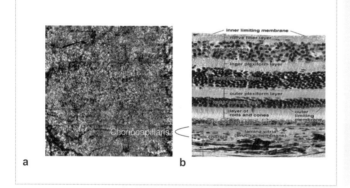

图1.8　脉络膜毛细血管层（Optovue的AngioVue系统）从RPE参考线以下30 µm延伸至RPE参考线以下60 µm。（a）OCTA影像显示代表脉络膜毛细血管血流的花斑状去相关信号。（b）紫色的拱弧形突显脉络膜毛细血管网的解剖

且在评估视网膜和脉络膜毛细血管每一层次的血管结构时相当高效。应该注意的是，自动分层的区域有时不能理想地呈现特定区域的病理变化，特别是当病变血管不能充盈或溢出所选择的分层时。当观察CNVM时，这在脉络膜毛细血管层是最明显的，需要特别意识到，当试图比较连续随访的CNVM的图像时，可能会误解其对治疗的反应。我们已发现，对于一些CNVM的评估，手动操作对要观察的某层边界是最好的，能够真实地观察CNVM复合体的范围和性质。

视神经乳头。OCTA可以利用与扫描黄斑中心相似的方式，扫描视神经乳头和视神经乳头周围视网膜。这些扫描具有自动分层选择，可将视图分割成以下4个区域（图1.10）。

1. 视神经乳头。

2. 视神经乳头上方或玻璃体，可用于评估视神经乳头新生血管或血管化的玻璃体动脉的存在。

3. 放射状视神经乳头周围毛细血管，可评估缺血及其在青光眼中的潜在作用。在OCTA上可以看到这些毛细血管的精确细节，而在传统的荧光素和ICG血管造影术中却观察不清。这是OCTA相对于传统成像模式的明显优势。

4. 脉络膜／筛板。

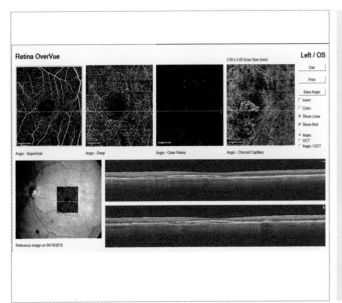

图1.9 标准的3 mm×3 mm黄斑区OCTA报告。自动分层应用在4个解剖血管网层次上，呈现3D立方体数据：血管－浅表层（浅表层视网膜毛细血管网），血管－深层（深层视网膜毛细血管网），血管－外层视网膜和血管－脉络膜毛细血管。该影像呈现的是一名79岁男性，左眼发生湿性ARMD。OCTA很好地图解了脉络膜毛细血管层中的1型CNVM。ARMD，年龄相关性黄斑变性；CNVM，脉络膜新生血管膜

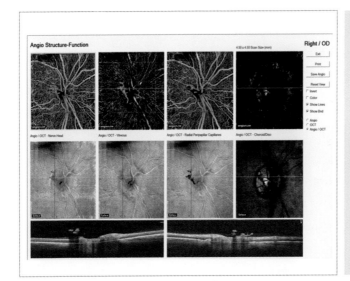

图1.10 视神经乳头的标准3 mm×3 mm OCTA报告。自动分层应用于4个解剖层次上呈现的3D立方体数据：血管－视神经乳头，血管－玻璃体，血管－放射状的乳头旁周围毛细血管和血管－脉络膜视盘。所呈现的图像是患1型糖尿病的39岁男性，在视神经乳头上方的NVD容易在OCTA中玻璃体层次上的视神经看到。NVD，视神经乳头新生血管

1.4 术语

在评估 OCTA 图像时需要了解的另一个重要方面是，在打印输出中看到的血管密度，反映的是通过运动对比或去相关信号而获得的血流量。但是，这方面是有局限性的，因为存在最小阈值或灵敏度的限制，这反映了进行连续 B- 扫描之间所用的时间。如果在视网膜指定区域内的血流慢于某一制造商选定的 B- 扫描之间的时间，OCTA 就将解释为不存在血流，而且不会显示血管结构，即使还有一些血管。也还存在最大阈值或饱和度限制，超过此阈值，更多的血流量会以同样的信号

解释。在传统的 FA，我们使用术语强荧光 / 弱荧光、渗漏、着染和遮蔽来反映不同类型的病理改变。由于荧光素血管造影图像随不同的时相变化，是动态的，所以荧光随时间变化的模式是评估中很大的一部分。另一方面，OCTA 都是相同的，与时间无关。也就是说，它们是静态的，不会改变，不管何时它们被采集，都将是一样的。我们不会看到渗漏、着染或遮蔽，因此必须调整我们的方法来解释一些视网膜疾病，而不是我们彻底地寻找染料的渗漏。尽管没有渗漏现象可以认为是解读某些疾病如中心性浆液性脉络膜视网膜病变或 CNVMs 时的缺点，但它也可以是一种优势，因为病理性血管结构的"真正"解剖不会随着时间而变得模糊。

1.5 OCTA 的局限性

需要理解 OCTA 当前有许多局限性。首先是采样的大小。初始 OCTA 被限制在 2 mm×2 mm 扫描范围内，只能较好地观察到很小的黄斑中心区域，这在某种程度上是受限的。目前临床上推出的 OCTA 具有 3 mm×3 mm，6 mm×6 mm 和 8 mm× 8 mm 的采样尺寸。希望随着技术的改进，我们最终可以获得 12 mm×12 mm 的高质量扫描。至少目前强烈建议在寻求高分辨率图像时使用 3 mm×3 mm 扫描，因为 6 mm×6 mm 扫描的图像像素与 3 mm×3 mm 相同，导致图像质量显著下降。不过，我们发现，作为扫描血管造影检查以寻找内层视网膜缺血的模式，

6 mm×6 mm 图像仍然有用，见于视网膜静脉阻塞和严重糖尿病病例。OCTA 的另一个局限是人工现象，这妨碍了许多患者获得可用的图像。除了过度的移动，还有表面人工现象和来自 RPE 的镜面效应，造成令人困惑而无法读取的图像。在我们诊所进行的一项前瞻性研究中，我们发现在连续扫描中有 25.6% 的检查结果由于图像质量不佳而被视为无法解释，主要与人工现象有关（未发表资料）。但重要的是要记住，如果是扫描质量较差，则可以快速非侵入性地重复扫描。我们还发现，通过加强操作人员培训可以大大提高获得的图像质量。

1.6 OCTA 在正常眼中的解剖发现

我们在传统 FA 上看到的与 OCTA 上显示的图像相比有什么区别吗？

在 2015 年 Spaide 等人的一篇文章中，对同一健康受试对象同时进行 FA 和 OCTA 分级，以确定在传统 FA 上所见的血管结构占 OCTA 上看到的浅表和深层视网膜血管丛代表的百分比。他们的结论是，在传统的 FA 上观察到的血管结构的 95% 代表 OCTA 上观察到的浅表视网膜血管丛，并且 FA 确实是对深层视网膜血管丛成像不佳的方法[8]。

1.6.1 中央与颞侧黄斑的对比

Matsunaga 等人在 2014 年比较了健康受试者的中央、鼻侧和颞侧黄斑区视网

膜内层和中层的血管密度，发现视网膜内层和中层的正常血管密度在颞侧黄斑比中央和鼻侧显著降低（颞侧视网膜内层22%，视网膜中层28%；对比显示，中央黄斑区视网膜内层32%，视网膜中层31%；鼻侧黄斑视网膜内层31%，视网膜中层31%）[13]。Gadde等人2015年补充，在中心凹无血管区（FAZ）周围的下部区域血管密度似乎最大[14]。

1.6.2　中心凹无血管区的大小

Samara等人在2015年使用OCTA评估健康受试者70只眼，发现视网膜中层FAZ的大小（0.495 mm^2±0.227 mm^2）明显大于视网膜内层（0.266 mm^2±0.097 mm^2）。他们发现在视网膜内层和中层FAZ的大小与年龄和性别无关，但与黄斑中心厚度和体积呈负相关。获得的结果与先前使用FA和自适应光学进行的测量结果一致[15]。Shahlaee等人近期发表了一项类似的研究，指出视网膜内层和中层的水平FAZ测量结果大于垂直测量结果，并且多层分析解释深层FAZ的大小存在相当多的变异[16]。

1.6.3　放射状盘周毛细血管网

OCTA与FA相比，其独特的优势之一是能够对传统FA不可见的放射状盘周毛细血管网进行成像。长期以来推测这些血管在FA上看不到的原因是由于位于该区域密集的神经纤维束引起的光散射[8]。近来研究人员已经证明，这些毛细血管的缺血可以用来作为监测青光眼患者的一个测量指标。

1.6.4　浅表层与深层视网膜血管丛的血管模式对比

Bonnin等人在2015年回顾了在连续41例正常眼的OCTA上浅表视网膜血管网（SRP）和深层视网膜血管丛（DRP）的发现，提出了一种新的深层视网膜毛细血管网的解剖模式。他们与其他研究者一致认为，浅表视网膜毛细血管网作为横向排列的毛细血管网，在滋养小动脉和引流小静脉之间形成相互连接的血管网，并且有垂直方向的互连血管，形成SRP和DRP之间的桥状连接。但独特的是，他们提出DRP由多边形的单元组成，其中毛细血管放射状地朝向一个中央涡状毛细血管汇集，然后通过垂直方向的互连小静脉，引流到浅表小静脉[17]。

1.7　结论

OCTA是一种令人兴奋的新的成像方式，为临床视网膜实践提供了许多优势。它是一种3D成像方式，可以提供视网膜和脉络膜血管结构的高质量静态图像，而无须注射任何染料。检查快速且容易获得。随着技术的改进和我们经验的提高，其局限性，如观察中的人工现象、高质量但小范围的视野、没有渗漏的呈现等问题都将被克服。像所有新技术一样，需要的学术验证目前正在进行中。已经有无数的使用该技术的真知灼见帮助我们提高诊断、处理或理解视网膜与脉络膜疾病的能力。

参考文献

[1] Puliafito C. OCT angiography: the next era of OCTA technology emerges. Ophth Lasers Imaging Retina. 2014, 45:360.

[2] López-Sáez MP, Ordoqui E, Tornero P, et al. Fluoresceininduced allergic reaction. Ann Allergy Asthma Immunol. 1998, 81(5):428–430.

[3] Kwiterovich KA, Maguire MG, Murphy RP, et al. Frequency of adverse systemic reactions after fluorescein angiography. Results of a prospective study. Ophthalmology. 1991; 98(7): 1139–1142.

[4] Ha SO, Kim DY, Sohn CH, et al. Anaphylaxis caused by intravenous fluorescein: clinical characteristics and review of literature. Intern Emerg Med. 2014, 9(3):325–330.

[5] Yannuzzi LA, Rohrer KT, Tindel LJ, et al. Fluorescein angiography complication survey. Ophthalmology. 1986, 93 (5):611–617.

[6] Nagiel A, Sadda SR, Sarraf D. A promising future for optical coherence tomography angiography. JAMA Ophthalmol. 2015, 133(6):629–630.

[7] Jia Y, Tan O, Tokayer J, et al. Split-spectrum amplitude decorrelation angiography with optical coherence tomography. Opt Express. 2012, 20(4):4710–4725.

[8] Spaide RF, Klancnik JM, Jr, et al. Retinal vascular layers imaged by fluorescein angiography and optical coherence tomography angiography. JAMA Ophthalmol. 2015, 133(1): 45–50.

[9] Zhang A, Zhang Q, Chen CL, et al. Methods and algorithms for optical coherence tomography-based angiography: a review and comparison. J Biomed Opt. 2015, 20(10):100901.

[10] Kraus MF, Potsaid B, Mayer MA, et al. Motion correction in optical coherence tomography volumes on a per A-scan basis using orthogonal scan patterns. Biomed Opt Express. 2012, 3 (6):1182–1199.

[11] Schwartz DM, Fingler J, Kim DY, et al. Phase-variance optical coherence tomography. A technique for noninvasive angiography. Ophthalmology. 2014, 121(1):180–187.

[12] Savastano MC, Lumbroso B. In vivo characterization of retinal vascularization morphology using optical coherence tomography angiography. Retina. 2015, 35(11):2196–2203.

[13] Matsunaga D, Yi J, Puliafito CA, et al. OCT angiography in healthy human subjects. Ophthalmic Surg Lasers Imaging Retina. 2014, 45(6):510–515.

[14] Gadde SG, Anegondi N, Bhanushali D, et al. Quantification of vessel density in retinal optical coherence tomography angiography images using local fractal dimension. Invest Ophthalmol Vis Sci. 2016, 57(1):246–252.

[15] Samara WA, Say EA, Khoo CT, et al. Correlation of foveal avascular zone size with foveal morphology in normal eyes using optical coherence tomography angiography. Retina. 2015, 35(11):2188–2195.

[16] Shahlaee A, Pefkianaki M, Hsu J, et al. Measurement of foveal avascular zone dimensions and its reliability in healthy eyes using optical coherence tomography angiography. American J Ophth. 2016, 161:50–55e.1.

[17] Bonnin S, Mane V, Couturier A, et al. New insight into the macular deep vascular plexus imaged by optical coherence tomography angiography. Retina. 2015, 35:2347–2352.

（刘 磊 译，惠延年 审校）

第 2 章
相干光层析成像血管造影伪影

Paulo Ricardo Chaves de Oliveira, Keyvan Koushan, André Maia, David R. Chow

概要：

相干光层析成像血管造影是一项新技术，允许不用染料对脉络膜视网膜血管进行研究。许多研究在致力于怎样将其有效地整合到我们的临床实践，并且增强对患者的照护。然而，像每一种成像方式一样，伪影会降低 OCTA 图像的质量。为了避免因伪影引起的误解和误诊，认识这些伪影是极其重要的。在本章中，我们回顾一些常见的 OCTA 伪影，包括分层错误、运动相关伪影、血管投影和阴影效应。

关键词：

伪影，运动伪影，相干光层析成像血管造影，投射伪影，阴影效应

2.1 引言

1991 年，Huang 等人首先报告了相干光层析成像[1]，它是每个视网膜疾病患者检查中不可或缺的组成部分。利用 OCT 对视网膜进行定性和定量评估给眼科学领域带来革命性变化。多年来，OCT 一直帮助眼科医师做出诊断和治疗决策。然而，和每一种成像系统一样，OCT 图像容易受到伪影的影响，"信息"可能被无意间获取、减除或添加到最初捕获的图像上。这可能与但不限于操作技术不当、患者的局限性（如在检查时运动）或软件"失败"有关[2]。由此而来的结果是，在评估常规的横断面 OCT 图像时，分层错误、图像退化、偏心图像和其他的变异都已有报道[2, 3]。

OCTA 是基于 OCT 原理的新技术，因此也易于出现伪影。认识到伪影的存在对于避免错误解读和提高检查的准确性非常重要。这可以通过理解这种技术是怎样对结构性 OCT（传统的 B-扫描）、OCT 正面影像和 OCTA 进行全面分析来实现。考虑到 OCTA 技术仍处于起步阶段，关于 OCTA 伪影问题的报告数量有限（如 Spaide 和 Chen 等人[4, 5]的报道）。我们在本章的目标是帮助读者更好地理解 OCTA 图像中经常遇到的伪影。

2.2 OCTA 如何工作

简要地说，正如前一章所描述，OCTA 可以通过测量在完全相同位置获取的连续横截面 B-扫描之间反射的 OCT 信号强度（振幅）中的变化（去相关），

或通过评估反射光波相位随时间的变化（相位变化）来检测血流。这两者结合也是可能的[2, 4, 6, 7]。一般而言，商用机器整合了不同的算法，用于评估在同一位置获取连续 B− 扫描的 OCT 信号变化。在任何情况下，静态组织几乎不会显示信号变化，而运动的物体，如红细胞，则会有明显变化。假设这些变化来源于血流，结果就是血液产生了运动对比度，因此生成血管造影的图像[4]。

2.3 运动伪影

由于 OCTA 是通过检测红细胞的运动以产生对比度，因此 OCTA 对运动极为敏感，容易出现运动伪影[6]。引起伪影的运动可以发生在轴向（来自心跳和呼吸）或横向（如眼的扫视运动）[8]。作为结果，捕获的体积可能与真正的视网膜结构不准确一致[8]。像分频幅去相关血管造影（SSADA）等算法，可降低轴向 OCT 的分辨率，以使其对轴向运动的敏感性最小化[4]。由于眼底的大部分流量信号是横向的而不是轴向的，因此，这种方法的一个优点是不会影响 OCTA 图像的分析[9]。然而，横向运动仍然是一个主要的问题。这些运动在 OCTA 正面扫描中被识别为白线条。一些系统使用基于软件的运动校正，从 Fast−X（在水平方向上采集的快速 B− 扫描）和 Fast−Y（在垂直方向上采集的快速 B− 扫描）光栅扫描创建两个正交立方体。然后合并两个正交立方体得到信号质量更好的单个立方体[8]。总结来说，该软件试图估计和校正在两个立方体中每次 A− 扫描的眼球运动（图 2.1）。不幸的是，当纠正小的扫视和固视丢失时，系统可能会引入自身的伪像，例如双血管、拉伸或者交叉缺陷（图 2.2）[4, 8]。此外，系统无法补偿显著的眼球运动，往往导致画面质量不佳（图 2.3）。在近期的一项

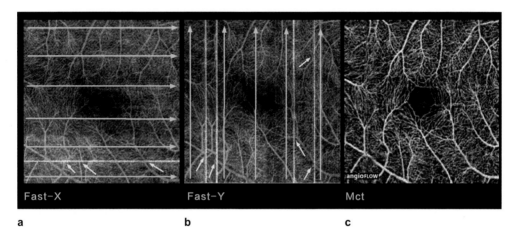

a   b   c

图2.1 用AngioVue软件将运动校正技术整合到Optovue XR Avanti。（a）Fast−X和（b）Fast−Y光栅扫描。注意运动校正技术整合之前由运动伪影引起的白线（黄箭号）。（c）合并两个正交立方体以形成单个相干光层析成像血管造影立方体。MCT，运动校正量

使用 RTVue XR Avanti 和 AngioVue 软件（Optovue，Fremont，CA）进行的图像质量分析中，我们发现多数低质量的检查是由运动伪影所致（即那些既不能进行定性评估也不能定量评估的扫描），并且在视力低于 20/70 的患者中显著增高，这可能是由于他们在采集过程中难以维持固定状态（PRC, Oliveira, MD；DR, Chow, MD, FRCS；2016）。更快的扫描速度和眼追踪技术可能有助于改善这些问题。

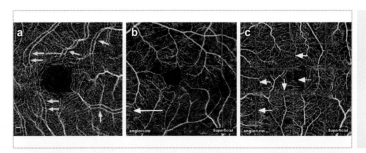

图2.2　基于软件的运动校正技术相关的OCTA伪影。（a）双血管模式（黄箭号）。（b）拉伸（白箭号）。（c）交叉缺陷（白箭号）

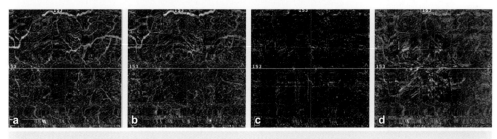

图2.3　由于显著的眼球运动产生的质量不佳的相干光层析成像血管造影照片。（a）浅表血管网。（b）深层血管网。（c）视网膜外层。（d）脉络膜毛细血管。在这种情况下，定量和定性评估都不可能

眨眼是伪影的另一个来源，在 OCTA 图像上显示为黑线条（图 2.4），OCT 信号被阻止从而无法进入视网膜，不能检测到血流。

2.4　投射伪影

这可能是最常见的伪影，并且几乎在每个 OCTA 检查中都会出现。投射伪影对应于穿过视网膜内部血管的移动血流的光波动，被投射回到诸如 RPE 细胞更深的反射层。由于光线随着时间也会变

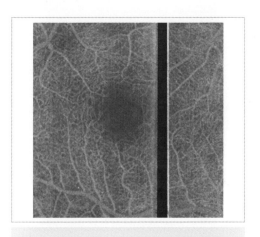

图2.4　眨眼伪影。注意OCTA图像中的黑线条。操作员应该再做一次扫描

化，因此这些较深的层次似乎有血管伴随其上视网膜血管的图案（图2.5）[4,5,10,11]。在CNVM的鉴定和定量时，投射伪影尤其会造成假阳性结果。一些OCTA系统中包含消除投射伪影的选项。但这样做时，它们会在病理血管区域人为地降低信号强度，从而导致低估病变的真实程度。当发生这种二次伪影时，投射伪影实际上被阴影伪影所替代，从而在新生血管网中留下间隙。Zhang等人发表了"投射解决"算法，该算法在抑制了投射伪影后，提高了所产生的OCTA图像质量。但是，如作者所述，这个系统仍不完善，因为在深层视网膜血管网和RPE层中残余的投射伪影内留下微小的间隙[10]。随着OCTA技术的不断改进，与投射伪影相关的问题将会得到解决，这只是一个时间问题。

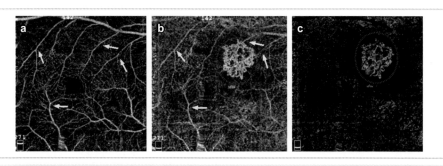

图2.5　2型CNVM的OCTA图像。投射伪影的存在和抑制：（a）浅表视网膜血管投射到更深层。（b）在视网膜外层（黄箭号）的水平可见，也与新生血管复合体（蓝虚线）重叠。（c）抑制投射伪影。浅表血管不再可见。然而，遗留阴影和间隙（红星号），并可能影响对新生血管网的定量评估

2.5　阴影/遮蔽作用

为了减少由噪声波动而产生的假血流图像，OCTA被设置为仅处理来自最小信号阈值的图像。因此，当将一个图像与另一图像进行比较时，低信号区域不产生血流[4]。这会产生另一种与阴影或遮蔽效应相关的伪影。光学致密材料，例如白内障、出血和RPE细胞的色素，可能引起信号衰减[4,12]。更前部的介质混浊可能会使OCTA信号从视网膜内层到外层全面衰减。然而，更后部的光学致密结构，如色素上皮脱离（PED），会在紧接的特定结构后面引起低强度信号。这些低信号区域（弥散的或局灶分布的）可能没有血流而产生假阴性的OCTA血流模型（图2.6，图2.7）[4,5]。这可以解释在完整RPE下具有低信号的脉络膜毛细血管为何很难用OCTA显示。然而，在RPE萎缩区，更深层的脉络膜血管可能变得明显（图2.8）。这种阴影伪影的另一种常见表现，是在新生血管性年龄相关性黄斑变性中位于PEDs下时对CNV复合物的遮蔽。

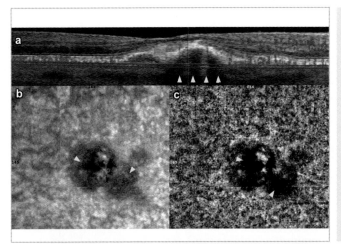

图2.6 由阴影效应引起的假阴性OCTA血流模式。（a）由于阴影效应（黄箭头），横截面OCT扫描显示色素上皮脱离（PED）下的低反射区。蓝线对应于脉络膜毛细血管网的边界；对应3 mm×3 mm。（b）OCT正面影像。（c）由于阴影效应和OCT低强度信号，在脉络膜毛细血管网水平显示假阴性低血流区域（黄箭头）的OCTA图像

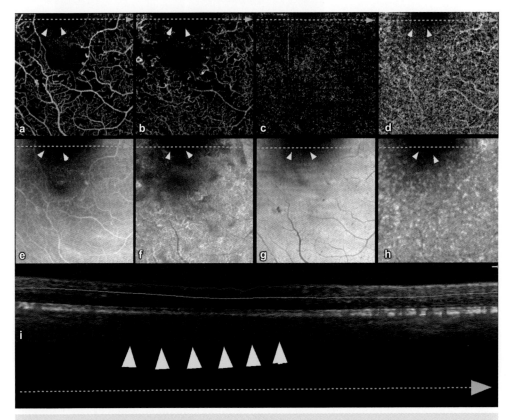

图2.7 一位50岁患者右眼增殖性糖尿病视网膜病变和后囊下白内障，介质混浊和阴影效应的OCTA。所有OCTA影像层次都观察到暗区，（a）浅表血管网。（b）深层血管网。（c）外层视网膜。（d）脉络膜毛细血管网（黄箭头），可能对应于无灌注区。然而，这是由前部介质混浊（白内障）引起的阴影效应（OCT信号丢失）。（e～h）注意相应的OCT正面影像（黄箭头）和（i）横截面OCT（黄箭头）上的低反射。绿虚线指示OCT B-扫描位置

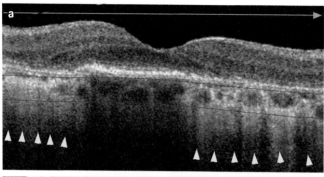

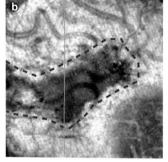 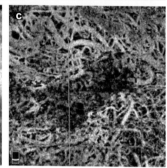

图2.8 一名82岁女性患者，右眼干性年龄相关性黄斑变性和地图状萎缩。（a）横截面OCT显示，在视网膜色素上皮和脉络膜毛细血管萎缩之下，因透光增加（黄箭头）所致的脉络膜高反射。（b）OCT正面观，在RPE萎缩区（蓝虚线之外）显示高反射性。绿线指示（a）中所示的OCT横截面的位置。（c）在RPE萎缩（蓝虚线之外）的OCTA血流图可见脉络膜血管。RPE存在的区域（蓝虚线内），由于OCT信号衰减，较深的脉络膜血管不可见。绿线指示（a）的OCT切面位置

2.6 分层伪影

所有 OCTA 系统中的软件都整合了算法，可以将视网膜自动分层为正面的层次。涉及这些分层生成的算法是在假设健康视网膜的情况下创建的。因此，当对病理性变化成像时，由于对正面分层不准确的估计，产生分层伪影是可能的。当这种类型的错误发生时，血流图像可能不准确地反映不同视网膜层次所预期的血管分布（图 2.9）[4]。在这种情况下，伴随 OCT B-扫描分析和手动调整分层边界可有助于实现更准确的检查解读。

2.7 其他考虑

由于 OCTA 只能检测高于最小阈值的血流，因此血流慢于最低可检测血流的区域将不会显示出连续 B-扫描之间的变化，而显示为暗区（假阴性血流模式）。这可能是此技术为什么不能总是检测到微动脉瘤的原因之一 [4,6]。另一方面，OCTA 系统被配置为显示小的去相关值，如观察到慢速可检测的血流是明亮的像素。提高血流速度只会增强显示血管的亮度，当达到一定限度后，系统即称为饱和。从这一点来看，额外的流速增加不会导致血管密度的额外增加。因此，使用 OCTA 技术对流速进行定量评估目前是不可靠的，尽管它很可能在不久的将来实现（见第 18 章）[4]。

OCTA 是一项令人振奋的新技术，以非侵入方式评估不同的视网膜血管层次，增强了我们对不同视网膜血管疾病的理

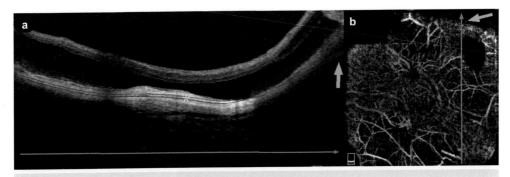

图2.9　OCTA中的分层伪影。一位54岁的高度近视患者的右眼。这种病理性眼球的不同形状导致自动分层错误。最先被选的是脉络膜毛细血管。（a）结构性OCT中显示的该层边界穿过了不同的层次（红线），包括巩膜（黄星号）。还会显示一部分"离开"眼球（a，绿箭号），并在（b）血流图中显示为暗区。OCTA血流图像中显示的大部分血管是浅表血管的投影。蓝线指示（a）中所示的OCT横截面的位置

解。但是，正如本章所述，该技术并非没有伪影。了解这些伪影对于在临床实践中正确使用该技术至关重要。识别这些伪影对于开展基于OCTA的临床试验以及建立阅片中心使用的通用术语也是重要的。在不久的将来，期待更快的扫描速度和软件改进，以减少这些伪影出现的频率和幅度。

参考文献

[1] Huang D, Swanson EA, Lin CP, et al. Optical coherence tomography. Science. 1991, 254(5035):1178–1181.

[2] Chhablani J, Krishnan T, Sethi V, et al. Artifacts in optical coherence tomography. Saudi J Ophthalmol. 2014, 28(2): 81–87.

[3] Han IC, Jaffe GJ. Evaluation of artifacts associated with macular spectral-domain optical coherence tomography. Ophthalmology. 2010, 117(6):1177–1189.e4.

[4] Spaide RF, Fujimoto JG, Waheed NK. Image artifacts in optical coherence tomography angiography. Retina. 2015, 35(11): 2163–2180.

[5] Chen FK, Viljoen RD, Bukowska DM. Classification of image artefacts in optical coherence tomography angiography of the choroid in macular diseases. Clin Experiment Ophthalmol. 2016, 44(5):388–399.

[6] de Carlo TE, Romano A, Waheed NK, et al. A review of optical coherence tomography angiography (OCTA). Int J Retina Vitreous. 2015, 1(1):5.

[7] Palejwala NV, Jia Y, Gao SS, et al. Detection of nonexudative choroidal neovascularization in age-related macular degeneration with optical coherence tomography angiography. Retina. 2015, 35(11):2204–2211.

[8] Kraus MF, Potsaid B, Mayer MA, et al. Motion correction in optical coherence tomography volumes on a per A-scan basis using orthogonal scan patterns. Biomed Opt Express. 2012, 3 (6):1182–1199.

[9] Jia Y, Tan O, Tokayer J, et al. Split-spectrum

amplitude-decorrelation angiography with optical coherence tomography. Opt Express. 2012, 20(4):4710–4725.

[10] Zhang M, Hwang TS, Campbell JP, et al. Projection-resolved optical coherence tomographic angiography. Biomed Opt Express. 2016, 7(3):816–828.

[11] Zhang A, Zhang Q, Wang RK. Minimizing projection artifacts for accurate presentation of choroidal neovascularization in OCT micro-angiography. Biomed Opt Express. 2015, 6(10): 4130–4143.

[12] de Carlo TE, Baumal CR. Advances in optical coherence tomography angiography. US Ophthalmic Rev. 2016, 9(1):37–40.

（刘　磊　译，惠延年　审校）

第 3 章
相干光层析成像血管造影临床系统

Sumit Sharma, Peter K. Kaiser

概要：

目前有 4 款相干光层析成像血管造影设备投入市场，还有其他一些公司正致力于研发他们各自的设备。每款设备都基于不同的系统，使用不同的技术来生成血管造影图像。本章中，我们将评论这些设备的使用方法和差异。

关键词：

相干光层析成像血管造影，OCTA，商业设备，Optovue AngioVue，Zeiss AngioPlex，Topcon DRI OCT Triton，Nidek AngioScan

3.1 引言

目前，有 4 款商用系统可进行相干光层析成像血管造影：Zeiss AngioPlex（Carl Zeiss Meditec, Dublin, CA），Optovue AngioVue，Nidek AngioScan（Nidek Co. Ltd, Gamagori, Japan）和 Topcon DRI OCT Triton（Topcon Corporation, Tokyo, Japan）。其他商用的频域设备正致力于开发系统，但是还没有经美国食品药品管理局（FDA）批准的扫频设备应用于临床开发。AngioPlex，AngioVue 和 AngioScan 系统都是基于频域 OCT（SD-OCT）的系统，而 DRI OCT 则是基于扫频 OCT 系统（SS-OCT）。所有这些系统都是利用不同处理的算法将 OCT B- 扫描图像转换成血管造影图像。本章中我们将评论设备的使用方法和差异。由于这是一个快速发展的领域，本章提出的许多技术和差异在不久的将来会发生变化，更好的系统短期内就可能出现。

3.2 Optovue AngioVue

Optovue AngioVue 系统的基本技术是 Avanti SD-OCT 宽视野成像系统。Avanti 系统采用了频宽 50 nm 的 840 nm 光源，以 70000 次 / 秒的速度进行 A- 扫描[1]。系统的纵向分辨率为 5 μm，横向分辨率为 15 μm，A- 扫描深度约 3 mm。需要快扫描速度在合理的时间内获取大量的血管造影数据集。

为了生成 OCTA 图像，系统需要在约 3 秒内获得由 304×304 A- 扫描组成的三维（3D）数据采集立方体，然后使用 2 个连续的扫描立方体的正交定位合并，从而获得 3 mm×3 mm，6 mm×6 mm 或 8 mm×8 mm 的 OCTA 立方体。AngioVue DualTrac 运动校正技术（MCT）提供可增强的血管显示并进行超精确的运动校正。在 OCTA 获取信息期间，采用红外（IR）录像跟踪每个快速 −X 和快速 −Y 扫描，使每个 OCTA 图像的运动伪影达到最小。跟踪技术允许采集期间患者眨眼和固定漂移，以此改善患者检查的舒适度。

在进行运动校正之前，系统利用 SSADA 算法从每个快速 −X 和快速 −Y 扫描中提取 OCTA 信息[2]。SSADA 算法通过测量连续扫描之间反射的 OCT 信号振幅变化来检测血管中发生的运动[1, 3]。然后计算连续 B− 扫描之间的信号振幅的去相关（1− 相关性），用以评估移动组织和未移动组织之间的对比度，即血流。由于去相关也可以因眼球运动而产生，所以 SSADA 算法将原始的全频谱分割成 11 个 OCTA 图像的亚频谱。尽管这样降低了图像的分辨率，但同时也导致对眼球运动的敏感性减低，以及更宽的相干门，超过相干门，一个运动的血细胞会干扰相邻的结构。每个分频谱图像都包含一个不同的斑纹图案，该图案也具有独立的血流信息。将来自各种频谱带的影像结合，血流信号得以强化。增加用于分析的谱带数量，可提高信噪比，并增强检测血流的能力。

使用正交 OCTA 立方体是应用运动校正算法所必需的。与使用实时跟踪相比，后加工 MCT 增加了成功扫描的患者数量，并增强了微血管血流的可视化。MCT 对于尽量减少扫视运动和固视变化

引起的 OCTA 伪影是必需的[4]。如果没有运动校正，因扫视运动会在 OCTA 影像上出现亮线条。由于人眼用 1 毫秒移动 300 μm，因此 OCT 设备需要 10 kHz 的跟踪速度才能达到 30 μm 的精度。虽然 1 kHz 激光跟踪系统可实现这种跟踪，但是昂贵。大多数扫描仪使用的图像跟踪速度为 15 ～ 30 Hz，对于 OCTA 来说，这种速度总的说来是太慢了。AngioVue 系统采用一种精致的算法，在第一阶段执行粗略的轴向校正，然后在第二阶段进行全面优化，生成合并的图像。运动校正数据增加信噪比，校正 Z− 运动伪影。这需要相当强大的计算功率。还使用经注册和合并的数据输出，应用于血管造影算法。

血流信息经自动分层后呈现为不同层次的血管结构的正面图像。AngioVue 软件可生成 4 个默认的正面影像区域：浅表血管网、深层血管网、外层视网膜和脉络膜毛细血管网[5]。可以通过手动操作软件，以显示客户感兴趣的区域。

AngioVue 软件也可以对 OCTA 图像进行定量分析。新的定量工具叫作 AngioAnalytics，该工具可提供有关血流和非血流区域的数字化数据信息。这些信息可用于生成血流密度地图，可用作追踪灌注密度随时间的变化。然而，由于 SSADA 算法在较大血管观察到的较高速度时饱和，所以对这些数据应该半信半疑[6]。这种软件还允许用户画出脉络膜新生血管的边界，并计算所画出的面积和血管的面积。它还能产生随时间推移追踪形

成非血流区域的地图。这款新软件仍处于它的初级阶段，但每次重复使用都会增加更多的特性。

3.3 Carl Zeiss Meditec AngioPlex

Carl Zeiss Meditec AngioPlex 是基于 Cirrus 5000 机器升级版的系统。此 SD-OCT 系统的 A- 扫描速度为 68000 次 / 秒，光源以 840 nm 为中心，频宽 90 nm。系统的轴向分辨率为 5 μm，横向分辨率为 15 μm，A- 扫描深度为 2.0 mm。该系统整合有视网膜跟踪技术，以实时跟踪和补偿眼运动，并且使用有专利的算法，使设备能重新扫描可能受运动影响的区域。它允许在每次随访之间登记，以便在连续的随访时对完全相同的区域成像。但采集后的运动校正软件并不是该设备的一部分。

AngioPlex 有三种可用的成像的模式：3 mm×3 mm，6 mm×6 mm 和 8 mm×8 mm。OCTA 分析显示 6 个正面层次的影像，分别代表内层毛细血管网、外层毛细血管网、正常应无血管的外层视网膜、脉络膜毛细血管、脉络膜，以及玻璃体视网膜界面上方的血管，而此处正常时应无血管。AngioPlex 软件也结合了 3 个视网膜正面层次，使整个视网膜的微血管结构可视化，并使用彩色地图以红色、绿色和蓝色的彩色深度分别显示浅层、深层和无血管层的血流。与 AngioVue 一样，AngioPlex 设备也可以获取连续的 B- 扫描图像；不同之处在于如何处理数据，生成最终的正面图像。AngioPlex 设备使用光学微血管造影（OMAG）算法生成最终的 OCTA 正面图像，而不是用 SSADA 算法[7]。

OMAG 算法检测同一位置的连续 B- 扫描中的信号差异，并将其作为矢量以信号的振幅和相位记录，然后用于创建发生微观结构改变的图像[8,9]。由此产生的图像依赖于由散射元素运动产生的 OCT 信号的对比度，这主要认为是由红细胞通过血管流动而产生。OMAG 可以实现毛细血管血流的高灵敏度成像。OMAG 的高灵敏度使其易受大量运动伪影的影响，并且该算法仅能用于精确运动校正[3,10]。由于大量运动校正和精确运动校正是 AngioPlex 的安装启用部分，因此该设备对微血管血流具有高灵敏度，而且在使用较窄波长光谱时不损失轴向分辨率。

3.4 Nidek RS-3000 超前相干光层析成像

Nidek RS-3000 超前 OCT 是一款带有 AngioScan OCTA 软件的 SD-OCT 系统。像 Cirrus AngioPlex 一样，Nidek RS-3000 超前 OCT 可以通过软件更新将 OCTA 添加到最新的 OCT 设备中。但在某些情况下，需要更换 PC 单元。AngioScan 软件使用跟踪 RS-3000 高清（HD）功能来跟踪眼球运动，这对确保拍摄的连续图像来自同一位置是必需的。其扫描尺寸从 3 mm 到最大 9 mm。使用一种组合功能，可以获取最大 12 mm × 9 mm 的广角全景 OCT 图像。得到的影像可以显示为正面和带伪彩色代表血管深度的图像。当观察外层血管结构时，该软件可以移除由内层血管来的投射伪影。

专有软件可提供缺血区、中心凹无血管区的面积测量和血管密度图。AngioScan 软件独特的模式可以显示独立于正常血管结构的脉络膜新生血管膜的血流。这更容易突出显示新生血管形成的区域。像其他设备一样，这个软件仍处于起步阶段，并且会随着软件算法的优化而得到显著的改进。

3.5　Topcon DRI OCT Triton

Topcon DRI OCT Triton 是一个 SS-OCT 系统，与 SD-OCT 系统相比具有诸多优势。DRI OCT 使用 1050 nm 光源，扫描速度每秒 100000 次 A- 扫描[11]。与 SD-OCT 设备相比，由于该系统使用了波长较长的光源,改进了对组织的穿透性，因此，理论上能够更好地显示脉络膜。此外，使用 1050 nm 的光源对患者更舒适，考虑到它属于红外波段，患者是不可见的。与前面介绍的其他两种设备类似，DRI OCT 可以生成 3 mm × 3 mm 或 6 mm × 6 mm 的 OCTA 正面影像。DRI OCT 具有帮助因患者运动引起的运动校正。

DRI OCT 还使用另一种专有算法产生 OCTA 图像——OCTA 比率分析（OCTARA）[12]。Topcon OCTARA 算法不需要分割频谱，从而保留了完全的轴向分

辨率。与前面介绍的其他两种设备不同，SS-OCT 系统更快的扫描速度使每个 B- 扫描的位置都被扫描四次。然后将每个位置的 B- 扫描分别记录，通过计算相应图像像素之间的比率结果生成 OCTA 图像。这是对 OCT 信号振幅变化的相对测量，同时优化了视网膜和脉络膜血管造影的图像质量。该系统通过平均多个 B- 扫描抑制运动伪影。DRI OCT 软件显示 OCTA 正面图像，默认与浅表、深层毛细血管网以及脉络膜毛细血管网相对应。此外，它还显示相应的 OCT 横截面图像、红外眼底图像和 OCT 正面观图像以供比较。

3.6　其他

目前还有其他几家公司正在开发 OCTA 系统，但在本章完成时尚未投入市场。其中包括 Spectralis OCTA（Heidelberg Engineering, Inc., Heidelberg, Gemany）和 Canon Angio eXpert（Canon Inc, Tokyo, Japan）。这些设备均采用不同的软件和硬件支持。本书出版时，他们尚未提供每种设备的专门资料。

3.7　比较

遗憾的是，尚没有研究去比较同一患者在不同商用系统下产生的正面 OCTA 图像的差异。作为参考，这些系统中有正常患者的样图（图 3.1 ~ 3.3）。图 3.4 和图 3.5 分别显示了 CNV 在 AngioVue 和 AngioPlex 上的图像。图 3.6 显示了在

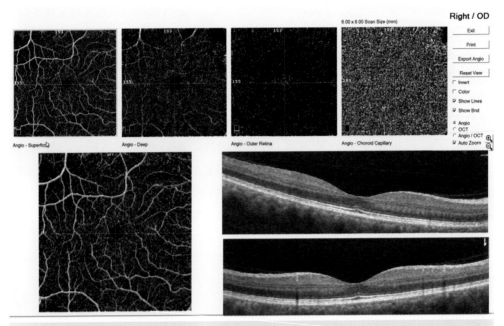

图3.1　普通患者在Optovue AngioVue软件上成像及其分析。该软件显示4个相干光层析成像血管造影图像：浅表毛细血管网、深层毛细血管网、外层视网膜、脉络膜毛细血管网，以及相应的水平和垂直OCT B-扫描。B-扫描上的红线和绿线与OCTA图像中的OCTA算法分析的区域相对应。在软件中手动操作可显示感兴趣的目标区域

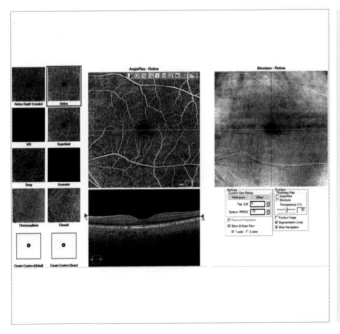

图3.2　普通患者在Zeiss AngioPlex软件上成像和分析。该软件显示8种OCTA图像：组合的全OCTA伪彩色图像、组合的全OCTA非伪彩色图像、玻璃体视网膜界面、浅表毛细血管网、深层毛细血管网、外层视网膜、脉络膜毛细血管网和脉络膜，以及相应的水平OCT B-扫描图像。在B-扫描中指示成像的视网膜区域，为两条紫色线之间的区域。在软件中手动操作可以显示感兴趣的目标区域。B-扫描之上的红色区域对应于该算法检测到的血流区域

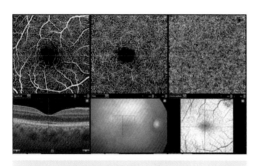

图3.3 普通患者在Topcon DRI OCT Triton软件上成像和分析。该软件显示3种OCTA视图：浅表毛细血管网、深层毛细血管网、脉络膜毛细血管网，以及相应的水平OCT B-扫描图，无赤光眼底像和正面OCT扫描影像。B-扫描上的绿线对应于OCTA算法分析的区域

Zeiss AngioPlex软件中通过OMAG算法评估的地图状萎缩影像。

有研究对AngioVue和AngioPlex系统进行比较。无论是患者还是健康对照人群，与AngioVue系统相比，AngioPlex系统采集时间较短，运动伪影更少[13]。这与AngioPlex系统使用活跃的眼追踪算法有关。使用活跃的眼追踪技术可使系统校正扫视和自主两种眼运动。但是，研究中没有提及这两种系统间检测病变的能力差异。

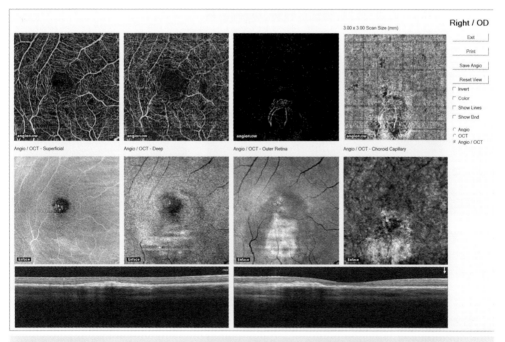

图3.4 脉络膜新生血管膜在Optovue AngioVue软件上的成像及其分析。浅层和深层毛细血管网的图像显示比较正常，然而，外层视网膜和脉络膜毛细血管网的图像显示了与脉络膜新生血管膜对应的分支血管网

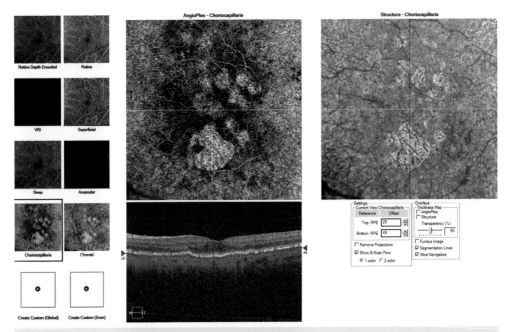

图3.5　在Zeiss AngioPlex软件上CNV的成像和分析。脉络膜毛细血管和脉络膜的图像显示了与CNV对应的分支血管网。需要注意的是，该系统显示的图像及细节与Optovue得到的图像不同，但这些来自不同的患者

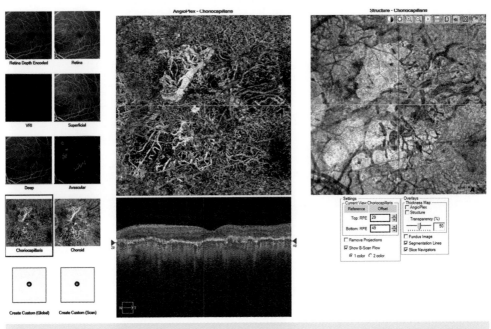

图3.6　在Zeiss AngioPlex软件上地图样萎缩（GA）的成像和分析。大面积GA可以使其下方的脉络膜血管网得到较好的显示

3.8　结论

OCTA 领域正在迅速发展，多种新设备即将上市。这些设备的每一种都利用不同的设置，使用不同的算法生成 OCTA 的正面影像。必须敏锐地知道各种设备之间的差异，以及 OCTA 产生的伪影类型，以便准确分析图像。为了确定哪些算法和方法能提供最佳 OCTA 图像和最少的伪影，还有很多工作必须要做。

参考文献

[1]　de Carlo TE, Bonini Filho MA, Chin AT, et al. Spectral-domain optical coherence tomography angiography of choroidal neovascularization. Ophthalmology. 2015, 122(6):1228–1238.

[2]　Huang D, Jia Y, Gao SS,et al. Optical coherence tomography angiography using the Optovue device. Dev Ophthalmol. 2016, 56:6–12.

[3]　Jia Y, Tan O, Tokayer J, et al. Split-spectrum amplitudedecorrelation angiography with optical coherence tomography. Opt Express. 2012, 20(4):4710–4725.

[4]　Kraus MF, Potsaid B, Mayer MA, et al. Motion correction in optical coherence tomography volumes on a per A-scan basis using orthogonal scan patterns. Biomed Opt Express. 2012, 3 (6):1182–1199.

[5]　Chalam KV, Sambhav K. Optical coherence tomography angiography in retinal diseases. J Ophthalmic Vis Res. 2016, 11(1):84–92.

[6]　Tokayer J, Jia Y, Dhalla AH, et al. Blood flow velocity quantification using split-spectrum amplitude-decorrelation angiography with optical coherence tomography. Biomed Opt Express. 2013, 4(10):1909–1924.

[7]　Rosenfeld PJ, Durbin MK, Roisman L, et al. ZEISS Angioplex^{TM} spectral domain optical coherence tomography angiography: technical aspects. Dev Ophthalmol. 2016, 56:18–29.

[8]　Huang Y, Zhang Q, Thorell MR, et al. Swept-source OCT angiography of the retinal vasculature using intensity differentiation-based optical microangiography algorithms. Ophthalmic Surg Lasers Imaging Retina. 2014, 45(5):382–389.

[9]　Wang RK. Optical microangiography: a label free 3D imaging technology to visualize and quantify blood circulations within tissue beds in vivo. IEEE J Sel Top Quantum Electron. 2010, 16(3):545–554.

[10]　Zhang A, Zhang Q, Chen CL, et al. Methods and algorithms for optical coherence tomography-based angiography: a review and comparison. J Biomed Opt. 2015, 20(10):100901.

[11]　Stanga PE, Tsamis E, Papayannis A, et al. Swept-source optical coherence tomography Angio^{TM} (Topcon Corp, Japan): technology review. Dev Ophthalmol. 2016, 56: 13–17.

[12]　Topcon Corporation. Swept-Source OCT Angiography: SS OCT AngioTM. Tokyo, Japan: Topcon Corporation; 2015.

[13]　De Vitis LA, Benatti L, Tomasso L, et al. Comparison of the performance of two different spectral-domain optical coherence tomography angiography devices in clinical practice. Ophthalmic Res. 2016, 56(3):155–162.

（刘　磊　译，惠延年　审校）

第4章
OCTA 与新生血管性年龄相关性黄斑变性

Nicholas A. Iafe, Nopasak Phasukkijwatana, David Sarraf

概要：

OCTA 与新生血管性年龄相关性黄斑变性是一个令视网膜专家兴奋的交集。近年来，OCTA 技术的进展使我们能够更准确地确定和描述与 1 型、2 型和 3 型新生血管化相关的微血管病理。鉴于荧光素钠和吲哚菁绿血管造影术的侵入性，OCTA 是一种更有利的成像方式，它提供了一种更实用的方法来监测在基线的新生血管，并能对玻璃体内注射抗血管内皮生长因子治疗后连续随访。OCTA 也有可能产生重要的生物标记物，用于指导治疗决策，并深入认识这种改变视力的疾病的发病机制。

关键词：

湿性 AMD，年龄相关性黄斑变性，脉络膜新生血管，视网膜血管瘤样增生，经典型 CNV，隐匿型 CNV，1 型新生血管，2 型新生血管，3 型新生血管

4.1 引言

视力损害是一个重要的公共健康问题，它可能会导致生活质量降低、寿命减少，与糖尿病、中风和心脏病等慢性系统性疾病相关的损失相当或更大[1]。根据近来以人群为基础的研究，在发达国家，年龄相关性黄斑变性（AMD）仍然是导致 50 岁以上人群失明的主要原因[2]。新生血管性 AMD 是其中 3 种亚型之一，是导致 90%AMD 病例严重视力丧失的主要原因[3]。这种致盲性疾病的诊断和治疗的进步，已极大地改善了这种灾难性疾病的管理，但由于许多发达国家老龄人口的增加，此类疾病的高效、准确诊断将会变得更加重要，以适应更大的医疗负担。

FA 是目前诊断新生血管性 AMD 的金标准，它是一种侵入性的、基于染料的成像方式，需要静脉注射对比剂，之后至少 10 分钟再进行间断性眼底照相。FA 生成二维图像并呈现有关视网膜血流的动态信息。鉴别各种染料渗漏、积存和着染的形式，可帮助诊断视网膜和脉络膜病变，如新生血管。尽管 FA 能容易地识别浅表的视网膜毛细血管网，但这种成像方式却对视网膜内的结构显示很差，如深层视网膜毛细血管网和引起 AMD 新生血管复合体的脉络膜[4]。与 FA 相反，吲哚叶茂菁

绿血管造影术（ICGA）使用一种静脉注射染料，可以更好地观察 RPE 下的脉络膜血流。然而，在新生血管形成的早期阶段，ICGA 可能只会显示出一个热点或一个荧光斑，由此用于推断隐匿性新生血管膜的存在，因为微血管复合物的形态通常是看不见的。与 FA 和 ICGA 相反的是，OCTA 可以检测出视网膜和脉络膜不同深度的血流，它采用一个正面平台，提供与新生血管性 AMD 所有亚型相关的病理性微血管病变形态学的直接识别 [5-7]。

De Carlo 等人 [8] 使用 OCTA 与 FA 的金标准相比较，评估检测脉络膜新生血管的灵敏度和特异性。在这项研究中，30 只眼在同一日期接受 OCTA 和 FA，以检测可疑的新生血管。用血管造影图像独立地评估 CNV 的存在与否。在这一组中，与 FA 相比，使用 OCTA 检测新生血管的特异性高达 91%（20/22），但灵敏度低至 50%（4/8）。尽管这项研究中得到相对较低的敏感性，但高特异性表明，当其他方法的结果模棱两可时，OCTA 可能用作辅助手段确认是否存在新生血管病变。

Inoue 等人 [9] 的一项研究比较了 FA 和 OCTA 对 1 型新生血管的诊断，在单独使用任一模式的情况下，发现新生血管性 AMD 的检测率是可比的，在 60% 到 70% 之间。加上 OCTA 的优势，即包括它提高识别新生血管病变整个范围的能力，并可确定微血管生长的模式。OCTA 和 OCT 的联合使用可提供最实用、最微创的多模式方法来更好地诊断新生血管性 AMD。

OCTA 成像技术还能够对新生血管复合体随时间进行定量分析。在基线和注射治疗后，获得的诸如病灶的面积和血管密度的检测，可证明是治疗反应还是失败的、有用的定量参数。新生血管对治疗反应的其他生物标记物也正在研究，包括毛细血管边缘的减少和血流缺失区的存在 [10]。在短时间内 OCTA 非侵入性的性质，可能为 AMD 患者连续的影像检查提供一种更实用的方法。

4.2 新生血管性年龄相关性黄斑变性的 OCTA 特征

根据频域 OCT 的特征，将 AMD 的新生血管形式分为 3 种不同的亚型 [11]。1 型新生血管，是新生血管性 AMD 最常见的亚型 [12]，确定在 RPE 层下，并来源于脉络膜毛细血管。2 型新生血管，是 3 种亚型中最少见的一种，它也来源于脉络膜毛细血管，但穿透了 RPE 层，位于视网膜下间隙内。3 型新生血管，以前被称为视网膜血管瘤样增生（RAP），起源于深层视网膜毛细血管网，位于外层视网膜。可能还会遇到一种以上亚型特征的复合病变。基于每种新生血管亚型的形态学特征，OCTA 成像的进展可能会导致类似的分类标准的发展。

4.2.1　1 型新生血管性 AMD

1 型新生血管也称为隐匿性 CNV，起源于脉络膜毛细血管，而且常常合并其上的色素上皮脱离（PED）。使用包括眼底照相、FA、ICGA 和 SD-OCT 组成的标准多模式成像，通常难以检测隐匿性的 1 型新生血管病变，特别是合并 PED 时。图 4.1 举例说明合并视网膜下液的黄斑玻璃膜疣的多模式成像发现（彩色眼底照相、SD-OCT、FA），尽管 FA 未能检测到新生血管病变而仅显示了黄斑鼻侧玻璃膜疣的染色。然而，进行了 OCTA 检查后，确认了一个需治疗的幼稚的 1 型新生血管病变。以描述的早期或治疗的

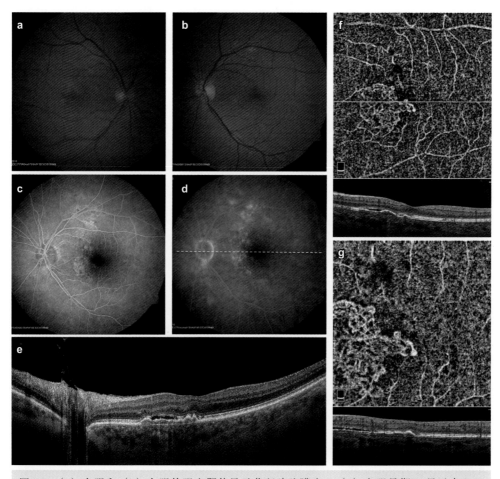

图4.1　（a）右眼和（b）左眼的眼底照片显示黄斑玻璃膜疣。（c）左眼早期FA显示中心凹鼻侧的黄斑玻璃膜疣呈强荧光。（d）晚期FA显示强荧光染色，没有黄斑鼻侧染料渗漏的清楚证据。（e）沿着在（d）中所见的黄虚线，SD-OCT显示黄斑玻璃膜疣或类玻璃膜疣的色素上皮脱离（PED），伴其上轻微的视网膜下液。（f）6 mm×6 mm的OCTA和对应的B-扫描图像。OCTA清楚地显示脉络膜新生血管，与深达RPE的1型新生血管复合体一致。（g）3 mm×3 mm的OCTA与对应的B-扫描图像，显示治疗的幼稚1型新生血管的缠绕网的细血管特征。注意两个OCTA图像（f，g）显示浅表视网膜毛细血管网投射到RPE伪影

单纯 1 型 CNV 在 OCTA 上的特征为缠绕的细血管网（图 4.1），或一圆簇小口径毛细血管丛，没有相伴的扩张的核心滋养血管[13-15]。Roisman 等人研究了 11 例患者的 OCTA 图像，诊断为单眼新生血管性 AMD，无症状，对侧眼为非渗出性 AMD[16]。每个患者既往接受过双眼 ICGA 检查，在 11 只无症状眼中的 3 只确认存在黄斑斑块。随后的 OCTA 成像能够清楚地检测出 1 型新生血管病变，与 ICGA 所见的黄斑斑块相对应。仍然需要进一步的研究来确定无创性 OCTA 对诊断无症状或早期 1 型病变的临床应用，并确定抗血管内皮生长因子（抗 VEGF）治疗开始的适应证。

已经注意到慢性 1 型新生血管与早期 1 型新生血管病变相比，表现出明显不同的形态。较陈旧的病变由大而成熟的血管复合体组成，伴有一个或多个大的、扩张的滋养血管分支组成（图 4.2）[5,13,17]。这种新生血管的生长模式被描述为"海扇"或"水母"形态。一些研究者已提出，扩张的核心滋养血管可能是慢性抗 VEGF 治疗的结果，它们的内皮细胞需要其上的保护性周细胞，因而变得更加耐受。在边缘的较细分支的血管主要由未受保护的内皮细胞组成，因此对抗 VEGF 治疗更敏感[5,13,18,19]。在 Spaide 有创意的论文中，他指出血管生成与动脉生成之间的区别，以解释血管异常化与长期治疗的 1 型新生

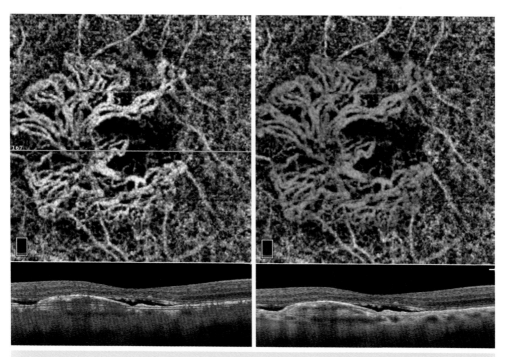

图4.2　3 mm×3 mm 的OCTA与对应的B-扫描图像，显示慢性活动性1型新生血管（左）和彩色编码突出呈现的、供密度分析的血管复合体（右）。注意大的、成熟的血管复合体，具有明显的滋养血管和扩张的核心血管，以及朝向病变周围的互相交错和吻合的更细血管

血管复合体相关[13]。他推论抗 VEGF 治疗引起新生血管复合体内较小的、周细胞缺乏的血管闭塞，导致病变内血管的耐受性增加。然而，持续的周细胞丰富的血管保持灌注，随之暴露于较高的血流速率和管腔内压力，产生对动脉形成的刺激和血管直径的增加。在慢性 1 型病变对重复抗 VEGF 治疗的反应中，周细胞的修剪和再生长的循环导致成熟的、周细胞丰富的核心血管逐渐增大。在持续很久的抗 VEGF 治疗的情况下，这个过程导致新生血管向视网膜下纤维化演变[20,21]。

OCTA 也可以用于识别晚期或纤维化阶段的 1 型病变。在合并新生血管性 AMD 的视网膜下纤维化的眼中，OCTA 常常检测到位于纤维化瘢痕内的顽固血管的血流[22]。这些纤维化复合体中的血管可以表现为大而扩张、有或没有血管环和相互连接的毛细血管，但典型地常由主要成熟血管组成，没有相关的密集毛细血管丛（图 4.3）。新生血管生长的这种模式已被描述为"死树"形态。大多数纤维化病变在病变周围的脉络膜毛细血管内，也有大的血流缺失区[17,22]。在这个阶段，OCTA 在确定纤维化血管是活跃的还是非活动的最有用。本章后面将讨论一套评估新生血管病变活动性的标准。

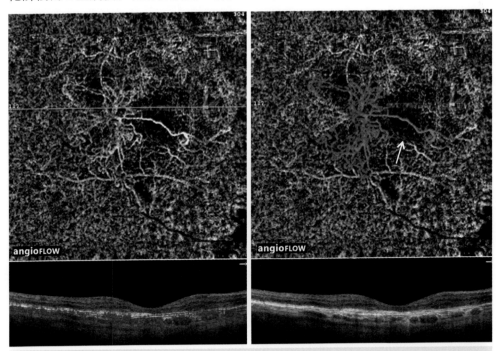

图4.3　6 mm×6 mm的 OCTA 与对应的B-扫描图像，显示纤维化的1型新生血管（左），位于纤维化瘢痕内有一根长丝状线状血管。这种无活性病变中的血管，大而扩张伴血管环，很少有外周的相互连接的毛细血管。还显示了一个脉络膜毛细血管内的无血流暗区（箭号）、和彩色编码突出呈现的、供密度分析的血管复合体（右）。需要仔细分析全部的OCTA厚度扫描，以区分病变血管和病灶上、下方的投射伪影

4.2.2　2型新生血管性 AMD

2型新生血管也被称为经典性 CNV（使用 FA 的标准），起源于脉络膜毛细血管，但位于 RPE 之上和视网膜下间隙。它是新生血管性 AMD 最少见的亚型，仅占 9%～17%[12,23]。经典的 2 型新生血管膜在早期 FA 中，出现界限清楚的强荧光区，而晚期表现为染料自病变渗漏。受累眼的 OCTA 图像显示，在视网膜外层 RPE 上方和脉络膜毛细血管内显示高速血流的血管。尽管识别这些模式的临床效用仍不确定，但 2 型病变的形态已被描述为"水母形"或"肾小球形"[24]。这些病变的特征是由高速血流组成的椭圆形或球状结构，伴有更精细血管的密集网络缠绕。当在外层视网膜和脉络膜毛细血管分层时，通常在病变周围看到血流缺失区。典型的会有一个大的滋养血管，它可能代表为穿透 RPE 层到位于视网膜下间隙的新生血管复合体供血的主要血管（图 4.4）。在极少数病例，有可能区分出供应和引流病灶的传入和传出血管分支[25]。在 2 型新生血管病例，用 OCTA B- 扫描也可以观察合并的视网膜下液。

Lumbroso 等人[26]评估了抗 VEGF 治疗后初发的 2 型新生血管的纵向进展[26]。在他们研究的 5 位女性患者中，在每次抗 VEGF 注射后 24 小时、7～10 天、

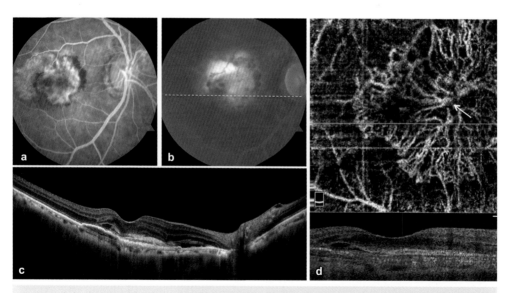

图4.4　（a）右眼的早期FA显示主要为经典的、花边的和界限清楚、伴有周围出血的强荧光膜。（b）晚期FA显示经典成分的渗漏，提示为2型新生血管。（c）沿（b）中所示的黄虚线的频域相干光层析成像显示视网膜下高反射物质，伴有视网膜下液和颞侧的色素上皮脱离（PED）。（d）3 mm×3 mm的OCTA与对应的B-扫描，显示位于RPE上方的水母状的2型新生血管复合体。高血流核心滋养血管（箭号）可能是进入视网膜下腔的入口点

12～18天和30天进行 OCTA 检查。在每个时间点都确定了可预测的形态变化周期。治疗后24小时，OCTA 图像显示较小的血管消失，血管直径缩小，病灶整体面积和血管密度下降。在接下来的7～10天内，血管密度继续下降，而具有残余血流的剩余血管在输入血管的主干附近更明显。在12～18天时，注意到最大量的血管减少。在抗 VEGF 注射后的28～35天，OCTA 检测到一些血管吻合环的再出现，以及先前塌陷的血管出现再增殖，尽管新生血管病变的总面积仍然保持较小。这些观察似乎证实了 Spaide 关于血管异常化和动脉化的假说，这些变化是由于周细胞缺乏的血管的复发性修剪以及随后的动脉生成而发生的。仍然需要进一步的研究来确定用 OCTA 鉴别形态学变化的临床意义，及其对抗 VEGF 治疗时机的潜在影响。

4.2.3 3型新生血管性 AMD

3型新生血管是新生血管性 AMD 的第2种最常见形式[12]，占 AMD 新生血管性病变的30%～40%。这个病变包含了以前用于描述这种新生血管的两个单独术语：RAP[27] 和隐匿性脉络膜视网膜吻合[28]。Freund 等人[29] 根据 SD-OCT 成像提出了一种新的 AMD 新生血管分类方案，该方案对于新生血管的起源是不可知的。提出的3型新生血管代表新生血管病变在视网膜内位置。随后的研究证明，这些病变典型地起源于深层视网膜毛细血管网[30]。3型新生血管的 OCTA 为支持这一起源提供了有说服力的血管造影证据[7]。

3型病变非常难以捉摸，用常规的血管造影甚至 SD-OCT 都难以确定。用 FA 或 ICGA 仅能观察到一个微小的"热点"，用 SD-OCT 仅能观察到一个视网膜内的高密度[30,31]。OCTA 首次确定了3型病变的微血管形态[7,32,33]，并且其描述与病理检查高度可比[34,35]。在几项关于3型新生血管的 OCTA 研究中，已经描述为，一个起源于外层视网膜的深层毛细血管网的、小的高速流动的血管簇（图 4.5，图 4.6）[7,32,33]。也可发现滋养血管或视

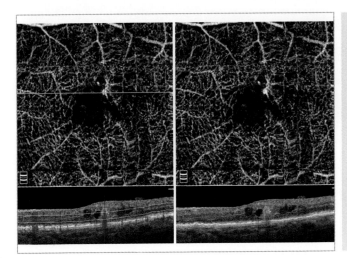

图4.5　3 mm×3 mm的OCTA 与对应的B-扫描显示早期的3型新生血管，出现一小簇源自深层视网膜毛细血管网的血管（左）。注意在B-扫描上叠加血流的显示，是来自深层毛细血管网的3型新生血管发出的。没有血流覆盖的B-扫描（右）上显示位于外核层的视网膜内囊样黄斑水肿，伴有高反射的3型病变，以及外界膜和椭圆体区的破坏

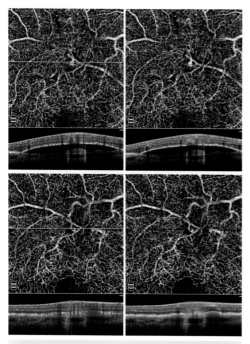

图4.6　预处理的（上）3 mm×3 mm的OCTA与对应的B-扫描，显示源自深层视网膜毛细血管网的慢性3型新生血管病变。B-扫描显示大的、混合性的浆液性和类玻璃膜疣的色素上皮脱离（PED），伴对应位于外核层的3型病变的高反射密度。在抗VEGF（抗血管内皮生长因子）注射后9周，随访的OCTA（底）显示小血管簇已经消退，但一个亮的、高血流的滋养血管持久存在。对应的B-扫描显示与3型病变相关的异常血流信号减少，大PED塌陷

网膜－视网膜血管吻合，并与内层视网膜交通。在一些病例，3型新生血管复合体向后延伸穿过 RPE，可伴有大的 PED（图 4.6）[30]。在许多病例，在其下的 PED 内也观察到与新生血管相对应的异常血流信号，尽管需要仔细分析以鉴别真实信号和伪影 [33]。

相对于慢性 1 型和 2 型新生血管复合体倾向于水平辐射并以海扇模式分支，

3 型复合体最常见的是垂直于视网膜层次排列，并向后扩展至 RPE。以前的作者试图基于新生血管的位置和范围、PED 和视网膜下液的存在，以及 FA、ICGA 和 SD-OCT 观察到的外层视网膜破坏的特征，来区分 3 型复合体的不同阶段 [27,28,31]。Tan 等人 [33] 使用 OCTA 和同注册的 B-扫描研究 27 例 3 型新生血管患眼。在这个队列中，观察到 2 种血流模式。在模式 1（11%），与 3 型病变相关的异常血流信号局限于视网膜神经感觉层。模式 2（74%）的特征是，穿过 RPE 的异常血流信号的扩展。此外，该研究未观察到视网膜－脉络膜吻合或异常脉络膜血流模式。不过，作者确实承认，3 型病变中伪影的存在，使得不可能无可辩驳地排除其下的 PED 内视网膜－脉络膜吻合的存在。未来的 OCTA 研究增强结构和血流信号的可视化，以及去伪影的改进，可能会产生基于 OCTA 的、对 3 型新生血管的更明确的分类系统。

OCTA 也可用于追踪 3 型病变对抗 VEGF 治疗的反应。由于这些复合体的平均尺寸较小，对抗 VEGF 治疗后的血管造影反应可能看起来粗大，正如新生血管复合体的血流信号在注射后几周从外层视网膜几乎完全消失的证据那样 [7,32,33]。然而，血流的大量减少极少是永久性的，因为疾病的复发是其规律。需要更多的 OCTA 研究来探讨 3 型新生血管的不同模式、对抗 VEGF 治疗的反应，以及复发的频率可能是怎样影响长期视力后果的。

4.3 用OCTA评估新生血管活动性

OCTA在新生血管性AMD中的全部益处包括每个亚型的诊断和分类，以及对渗出活动性的评估，以指导治疗的决策制定。确定新生血管活动性的OCTA生物标志物是很难的，要等待更多的确定性研究。然而，应用OCTA分析已很好地表述了新生血管生长的各种模式特征，但抗VEGF治疗的适应证依然依赖于新生血管活动性的传统指标，包括SD-OCT存在视网膜内或视网膜下液体，或临床上存在出血。OCTA有望提供额外的新生血管活动性线索，这可能使临床医师和研究人员能够更好地识别和了解新生血管生长的潜能及其对治疗的反应，但进一步的研究仍然需要鉴定这些生物标志物。

Coscas等人[10]进行了迄今最大的前瞻性病例系列研究，比较传统多模式成像（FA、ICGA和SD-OCT）与OCTA在80只新生血管性AMD眼中的发现，以评估治疗需求。在这种多模式成像方法中，如果一个病灶证实了以下3个特征中的至少2个就是治疗的适应证：FA上存在渗漏，ICGA上存在新生血管网的证据，以及在SD-OCT上存在视网膜下、视网膜内或RPE下液体。根据以下5项OCTA的重要发现，每个血管复合体也被分为两种模式之一。

1. 形状：边界清晰的新生血管病变，花边轮状，或海扇状（相对于与长丝状、线状血管）。

2. 分支模式：无数细小的分支血管，典型的近期病变（相对于厚、大口径血管，典型的成熟病变）。

3. 存在血管吻合和血管环。

4. 存在密集的血管终端，或周边血管弓（相对于不存在"死树"形态）。

5. 存在一个病变周围的低信号晕，可能代表由于血流损害、丢失或局部萎缩导致的脉络膜毛细血管变异。

如果新生血管病变表现出上述特征的3种或更多种，则认为是新生血管模式1（活动性），而模式2（非活动性）病变表现出两种或更少的特征。使用这个标准，模式1新生血管与基于传统多模式成像需要治疗的病例之间，存在94.9%的对应关系。Coscas等人[10]因此得出结论，OCTA确实可以提供新生血管性AMD病变的无创监测，以指导整个随访过程中的治疗决策。

4.4 结论

OCTA技术的近期进展已经可以更准确地识别和描述与新生血管性AMD的所有亚型相关的病理性微血管改变。鉴于基于染料的血管造影的烦琐性和侵入性，OCTA是一种有前途的成像方式，它提供了一种实用的方法来更准确地监测基线的新生血管形成，在我们迅速老龄化的人群中进行连续的随访，并更准确地评估对治疗的反应。OCTA成像也具有潜力产生重要的生物标志物，可用于指导治疗决策，并可以对这种改变视力疾病的发病机制进行洞察。 改进眼的追踪，消除伪影和自动定量分析，无疑将增强 OCTA 在临床和研究领域的实用性。

参考文献

[1] Park SJ, Ahn S, Park KH. Burden of visual impairment and chronic diseases. JAMA Ophthalmol. 2016, 134(7):778–784.

[2] Congdon N, O'Colmain B, Klaver CC, et al. Eye Diseases Prevalence Research Group. Causes and prevalence of visual impairment among adults in the United States. Arch Ophthalmol. 2004, 122(4):477–485.

[3] Seddon JM. Epidemiology of age-related macular degeneration. In: Schachat AP, Ryan S, eds. Retina. 3rd ed. St Louis, MO: Mosby; 2001:1039–1050.

[4] Spaide RF, Klancnik JM, Jr, Cooney MJ. Retinal vascular layers imaged by fluorescein angiography and optical coherence tomography angiography. JAMA Ophthalmol. 2015, 133(1): 45–50.

[5] Kuehlewein L, Bansal M, Lenis TL, et al. Optical coherence tomography angiography of type 1 neovascularization in age-related macular degeneration. Am J Ophthalmol. 2015, 160(4):739–748.e2.

[6] Kuehlewein L, Sadda SR, Sarraf D. OCT angiography and sequential quantitative analysis of type 2 neovascularization after ranibizumab therapy. Eye (Lond). 2015, 29(7):932–935.

[7] Kuehlewein L, Dansingani KK, de Carlo TE, et al. Optical coherence tomography angiography of type 3 neovascularization secondary to age-related macular degeneration. Retina. 2015, 35(11):2229–2235.

[8] de Carlo TE, Bonini Filho MA, Chin AT,

[9] Inoue M, Jung JJ, Balaratnasingam C, et al. A comparison between optical coherence tomography angiography and fluorescein angiography for the imaging of type 1 neovascularization. Invest Ophthalmol Vis Sci.. 2016, 57(9): OCT314–323.

[10] Coscas GJ, Lupidi M, Coscas F, et al. Optical coherence tomography angiography versus traditional multimodal imaging in assessing the activity of exudative age-related macular degeneration: A new diagnostic challenge. Retina. 2015, 35(11):2219–2228.

[11] Freund KB, Zweifel SA, Engelbert M. Do we need a new classification for choroidal neovascularization in age-related macular degeneration? Retina. 2010, 30(9):1333–1349.

[12] Jung JJ, Chen CY, Mrejen S, et al. The incidence of neovascular subtypes in newly diagnosed neovascular age-related macular degeneration. Am J Ophthalmol. 2014, 158(4):769–779.e2.

[13] Spaide RF. Optical coherence tomography angiography signs of vascular abnormalization with antiangiogenic therapy for choroidal neovascularization. Am J Ophthalmol. 2015, 160 (1):6–16.

[14] Muakkassa NW, Chin AT, de Carlo T, et al. Characterizing the effect of anti-vascular endothelial growth factor therapy on treatment-naive choroidal neovascularization using optical coherence tomography angiography. Retina. 2015, 35(11): 2252–2259.

[15] Iafe NA, Phasukkijwatana N, Sarraf D. Optical coherence tomography angiography of type 1 neovascularization in age-related

macular degeneration. Dev Ophthalmol. 2016, 56:45–51.

[16] Roisman L, Zhang Q, Wang RK, et al. Optical coherence tomography angiography of asymptomatic neovascularization in intermediate age-related macular degeneration. Ophthalmology. 2016, 123(6):1309–1319.

[17] Coscas G, Lupidi M, Coscas F, et al. Optical coherence tomography angiography during followup: qualitative and quantitative analysis of mixed type I and II choroidal neovascularization after vascular endothelial growth factor trap therapy. Ophthalmic Res. 2015, 54(2): 57–63.

[18] Bellou S, Pentheroudakis G, Murphy C, et al. Antiangiogenesis in cancer therapy: Hercules and hydra. Cancer Lett. 2013, 338(2):219–228.

[19] Benjamin LE, Hemo I, Keshet E. A plasticity window for blood vessel remodelling is defined by pericyte coverage of the preformed endothelial network and is regulated by PDGF-B and VEGF. Development. 1998, 125(9):1591–1598.

[20] Bloch SB, Lund-Andersen H, Sander B, et al. Subfoveal fibrosis in eyes with neovascular age-related macular degeneration treated with intravitreal ranibizumab. Am J Ophthalmol. 2013, 156(1):116–124.c1.

[21] Channa R, Sophie R, Bagheri S, et al. Regression of choroidal neovascularization results in macular atrophy in antivascular endothelial growth factor-treated eyes. Am J Ophthalmol. 2015, 159(1):9–19.e1, 2.

[22] Miere A, Semoun O, Cohen SY, et al. Optical coherence tomography angiography features of subretinal fibrosis in age-related macular degeneration. Retina. 2015, 35(11): 2275–2284.

[23] Cohen SY, Creuzot-Garcher C, Darmon J, et al. Types of choroidal neovascularisation

in newly diagnosed exudative age-related macular degeneration. Br J Ophthalmol. 2007, 91 (9):1173–1176.

[24] El Ameen A, Cohen SY, Semoun O, et al. Type 2 neovascularization secondary to age-related macular degeneration imaged by optical coherence tomography angiography. Retina. 2015, 35(11):2212–2218.

[25] Souied EH, El Ameen A, Semoun O, et al. Optical coherence tomography angiography of type 2 neovascularization in age-related macular degeneration. Dev Ophthalmol. 2016, 56:52–56.

[26] Lumbroso B, Rispoli M, Savastano MC. Longitudinal optical coherence tomography-angiography study of type 2 naive choroidal neovascularization early response after treatment. Retina. 2015, 35(11):2242–2251.

[27] Yannuzzi LA, Negrão S, Iida T, et al. Retinal angiomatous proliferation in age-related macular degeneration. Retina. 2001, 21(5):416–434.

[28] Gass JD, Agarwal A, Lavina AM, et al. Focal inner retinal hemorrhages in patients with drusen: an early sign of occult choroidal neovascularization and chorioretinal anastomosis. Retina. 2003, 23(6):741–751.

[29] Freund KB, Ho IV, Barbazetto IA, et al. Type 3 neovascularization: the expanded spectrum of retinal angiomatous proliferation. Retina. 2008, 28(2):201–211.

[30] Nagiel A, Sarraf D, Sadda SR, et al. Type 3 neovascularization: evolution, association with pigment epithelial detachment, and treatment response as revealed by spectral domain optical coherence tomography. Retina. 2015, 35(4):638–647.

[31] Su D, Lin S, Phasukkijwatana N, et al. An updated staging system of type 3 neovascularization using spectral-domain optical coherence tomography. Retina.

2016, 36(Suppl 1): S40–S49.

[32] Miere A, Querques G, Semoun O, et al. Optical coherence tomography angiography in early type 3 neovascularization. Retina. 2015, 35(11):2236–2241.

[33] Tan AC, Dansingani KK, Yannuzzi LA, et al. Type 3 neovascularization imaged with cross-sectional and en face optical coherence tomography angiography. Retina. 2016:In press.

[34] Klein ML, Wilson DJ. Clinic opathologic correlation of choroidal and retinal neovascular lesions in age-related macular degeneration. Am J Ophthalmol. 2011, 151(1):161–169.

[35] Monson DM, Smith JR, Klein ML, et al. Clinic opathologic correlation of retinal angiomatous proliferation. Arch Ophthalmol. 2008, 126(12):1664–1668.

（张贵森　译，惠延年　审校）

第5章
OCTA 与年龄相关性黄斑变性
纤维化脉络膜新生血管

Eric Souied, Alexandra Miere

概要：

OCTA 能在大多数病例揭示特异性的、与纤维化 CNV 相对应的异常血管网，这在以前仅凭荧光素血管造影或 SD-OCT 是无法做到的。可以区分出三种新生血管模式：修剪血管树、血管环和缠绕血管网。还描述了两种类型的暗区：暗晕和大流量缺失。OCTA 可以在活体评估 CNV，更好地了解在晚期新生血管及其纤维化瘢痕演变过程的患眼发生的异常血管生成。而且，从临床角度来看，定性评估视网膜下纤维化是有趣的，因为在新生血管病变内可能出现新的渗出性改变，由此证明 OCTA 可能会成为新生血管性年龄相关性黄斑变性患者的标准检查方法。

关键词：

OCTA，AMD，CNV，视网膜下纤维化，血管生成

5.1　引言

CNV 是新生血管性 AMD 致病性序列的关键成分，会随时间导致中心视力丧失[1]。虽然我们今天知道 AMD 发病机制包含一系列因素，如患者年龄、代谢功能障碍、氧化应激和循环障碍[2]，但近来的研究强调炎性免疫反应在 CNV 的形成和进展中起决定性作用[3]。伴随地图状萎缩（GA），视网膜下纤维化是终末期 AMD 的关键特征[4]。随着抗血管内皮生长因子（抗 VEGF)治疗新生血管性 AMD 的出现，30% ～ 40% 的患者有可能改善视力[5,6]。然而，由于细胞因子如 VEGF、炎性细胞和细胞外基质在 CNV 形成中的复杂交互作用，抗 VEGF 药物治疗的反应有所限制[7]，新生血管性 AMD 的自然病史终归引起视网膜下纤维化或黄斑萎缩，随之视功能预后较差。

5.2　视网膜下纤维化

视网膜下纤维化是复杂的组织修复机制的结果，可能出现在自然愈合过程中[7]或在抗 VEGF 治疗中[5]。直到近期，才主要基于联合应用 FA 和 SD-OCT 来进行视网膜下纤维化的成像，即将血管造影的病变与相应的 SD-OCT 异常结合分析。在 FA 上，纤维化 CNV 的特点是在检查的晚期图像中没有渗漏的强荧光病灶，而 SD-OCT 显示一个致密的、视网膜下高

反射病灶，具有不同的厚度，可能有邻近的 RPE 和椭圆体区的消失[8,9]。虽然多模式结构成像提供了新生血管活动性的间接征象（在 FA 上的渗漏，在 SD-OCT 上的视网膜下/视网膜内液体和色素上皮脱离），但它不具有区分纤维化瘢痕各种成分的能力。新生血管性 AMD 患者的视功能后果，可以通过鉴别活动的新生血管组织和不活动性纤维组织来准确预测。

带有 RTVue XR Avanti 和 AngioVue 软件的 OCTA 是一种新的成像技术，它采用 SSADA 算法来生成振幅-去相关血管造影图像。血流可视化允许评估视网膜微循环和新生血管病变[10,11]。

在前面的论文中[12]，我们描述了继发于新生血管性 AMD 的视网膜下纤维化的 OCTA 特征，并将其与常规成像进行比较。根据 FA 和 SD-OCT 的检查结果，将纳入研究的患眼分为两组。A 组包括有视网膜下纤维化的患眼，在 SD-OCT 检查过去 6 个月未显示有渗出（视网膜下或视网膜内积液）。B 组的患者包括视网膜下纤维化和近期（小于 6 个月）有渗出征象：SD-OCT 检测到的视网膜下和（或）视网膜内积液。

OCTA 能显示在纤维化瘢痕内几乎常常存在有灌注的血管网（49 只眼睛中的 46 只；93.8%），伴有随后的外层视网膜和脉络膜毛细血管水平的结构改变。我们分析出现三种主要的新生血管模式，描述为修剪血管树（49 只眼中的 26 只；53.1%）、缠绕血管网（49 只眼中的 14 只；28.6%）和（或）血管环（49 只眼中的 25 只；

51.0%）。而且观察到两种类型的低反射结构，我们把它们称为大流量缺失和暗晕，分别占患眼的 63% 和 65%。修剪血管树（图 5.1a）由扩张的血管形成的新生血管网组成，在 OCTA 上分层到纤维化瘢痕时，显示有不规则血流，但没有任何细小的毛细血管。修剪血管树模式存在于 50% 的研究眼中，独立或与其他模式同时存在。在所有的修剪血管树病例中，都观察到有一支中央滋养血管。另一方面，缠绕血管网（图 5.1b）在 OCTA 图像上的特征是，在对应于纤维性瘢痕的分层中，可见相互交错的高反射血流。第三种模式称为血管环（图 5.1c），在 OCTA 图像上的表现为对应于纤维化瘢痕的盘绕的血管网。超过一半的研究眼可以区分出两种类型的暗的病损存在，血流缺失和暗晕（图 5.2）。暗晕在脉络膜毛细血管分层内具有一个暗色的环的外貌，围绕着新生血管网（图 5.2a），而大血流缺失表现为对应于纤维化瘢痕分层中、因遮蔽的弥散性信号缺失（图 5.2b）。

因此，在 OCTA 出现了两种视网膜下纤维化的表现型："死树"（包含一个有显著的修剪血管树模式的病变）和"开花的树"，其中缠绕血管网和血管环占优势。有趣的是，在 A 组或 B 组之间，以及不同的血管模式和暗区类型之间，都没有统计学显著性差异。然而，在 FA 上，仅 62% 的病例检测到原始的 CNV，而 OCTA 有更高的其下新生血管网检测率（93.8% 的眼），并提供关于纤维化 CNV 的定位、形态学和灌注状态的基本信息。

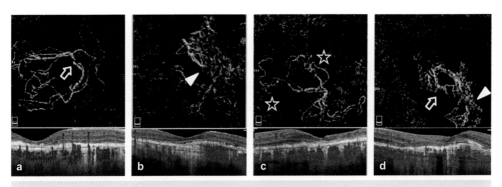

图5.1　伴有视网膜下纤维化的渗出性年龄相关性黄斑变性的OCTA：新生血管模式。（a）OCTA图像描绘出在外层视网膜分层中的包含大血管的血管网，具有中度的高反射、细丝状血流（白箭号），没有更细的毛细血管可见。相应的B-扫描显示高反射的纤维化瘢痕。（b）外层视网膜分层的OCTA图像和对应的B-扫描显示缠绕新生血管网（箭头）是一个高血流结构，包括细的新生分支和环绕血管周围的许多侧支。（c）外层视网膜分层的OCTA图像和相应的B-扫描显示一个高血流、盘绕的血管网（白星）。（d）OCTA图像和相应的B-扫描显示一个高血流、中心修剪血管树外貌（白箭号）联合在其末端部分的缠绕血管网（白箭头）。摘自Miere等2015[12]

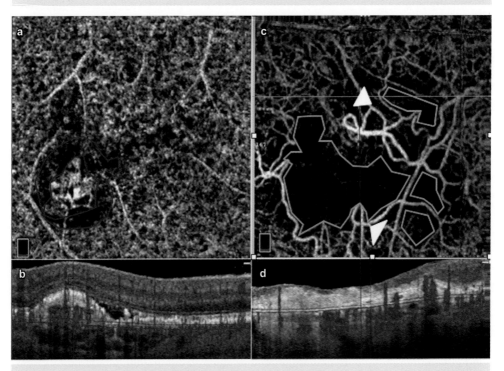

图5.2　伴有视网膜下纤维化和暗区的渗出性年龄相关性黄斑变性的OCTA：（a）脉络膜毛细血管分层的OCTA和相应的B-扫描图像。一个缠绕血管网表现为高血流的圆形病变，包括细的新生分支。注意环绕在活跃的脉络膜新生血管周围的环形暗区（红线）。（b）脉络膜毛细血管分层的OCTA和相应的B-扫描图像显示在高血流新生血管网（白箭头）内的大血流缺失呈弥漫性信号缺失（蓝线）

了解新疗法，如抗血小板源性生长因子[13]，或新生血管性 AMD 的标准疗法，如抗 VEGF[5,14]，借助 OCTA 确定 CNV 的形态学变化，可能最终提供对晚期 AMD 患眼发生异常血管生成的彻底了解。

参考文献

[1] Fine SL, Berger JW, Maguire MG, et al. Age-related macular degeneration. N Engl J Med. 2000, 342(7):483–492.

[2] Holz FG, Pauleikhoff D, Klein R, et al. Pathogenesis of lesions in late age-related macular disease. Am J Ophthalmol. 2004, 137(3):504–510.

[3] Ding X, Patel M, Chan CC. Molecular pathology of age-related macular degeneration. Prog Retin Eye Res. 2009, 28(1):1–18.

[4] Zhang R, Liu Z, Zhang H, et al. The COX-2-selective antagonist (NS-398) inhibits choroidal neovascularization and subretinal fibrosis. PLoS One. 2016, 11(1):e0146808.

[5] Hwang JC, Del Priore LV, Freund KB, et al. Development of subretinal fibrosis after anti-VEGF treatment in neovascular age-related macular degeneration. Ophthalmic Surg Lasers Imaging. 2011, 42(1):6–11.

[6] Rosenfeld PJ, Shapiro H, Tuomi L, Webster M, Elledge J, Blodi B, MARINA and ANCHOR Study Groups. Characteristics of patients losing vision after 2 years of monthly dosing in the phase III ranibizumab clinical trials. Ophthalmology. 2011, 118(3):523–530.

[7] Kumar V, Abbans K, Nelson F. Robbins and Cotran Pathologic Basis of Disease. 9th ed. Philadelphia, PA: Elsevier Saunders; 2014.

[8] Bloch SB, Lund-Andersen H, Sander B, et al. Subfoveal fibrosis in eyes with neovascular age-related macular degeneration treated with intravitreal ranibizumab. Am J Ophthalmol. 2013, 156(1):116–124.el.

[9] Channa R, Sophie R, Bagheri S, et al. Regression of choroidal neovascularization results in macular atrophy in antivascular endothelial growth factor-treated eyes. Am J Ophthalmol. 2015, 159(1):9–19.e1, 2.

[10] Jia Y, Bailey ST, Wilson DJ, et al. Quantitative optical coherence tomography angiography of choroidal neovascularization in age-related macular degeneration. Ophthalmology. 2014, 121 (7):1435–1444.

[11] Jia Y, Tan O, Tokayer J, et al. Split-spectrum amplitude decorrelation angiography with optical coherence tomography. Opt Express. 2012, 20(4):4710–4725.

[12] Miere A, Semoun O, Cohen SY, et al. Optical coherence tomography angiography features of subretinal fibrosis in age-related macular degeneration. Retina. 2015, 35(11): 2275–2284.

[13] Dugel PU, Kunimoto D, Quinlan E, et al. Anti-VEGF resistance in neovascular AMD: role of PDGF antagonism. Paper presented at the Association for Research in Vision and Ophthalmology Annual Meeting; May 2015, Denver, CO.

[14] Toth LA, Stevenson M, Chakravarthy U. Anti-vascular endothelial growth factor therapy for neovascular agerelated macular degeneration: outcomes in eyes with poor initial vision. Retina. 2015, 35(10):1957–1963.

（张贵森　译，惠延年　审校）

第6章
非血管性年龄相关性黄斑变性

Ricardo Noguera Louzada, Mark Lane, Nadia K. Waheed

概要：

AMD 是发达国家不可逆盲的主要原因。在临床上，该病的标志是玻璃膜疣和视网膜色素上皮破坏。随着疾病的进展，它可能导致 GA，引起严重的视力丧失。非血管性 AMD 的病理生理学可能与脉络膜毛细血管功能障碍有关。不过直到最近，这方面的证据还限于尸检组织学研究。相干光层析成像血管造影是一种相对较新的、实时无创技术，通过从同一视网膜位置获取重复的 B- 扫描，产生视网膜与脉络膜血管的深度解析图像。在本章中，我们将重点介绍这种技术如何更好地了解非血管性 AMD 的病理生理学，以及它如何开始提供新的方法筛查和监测病情。

关键词：

干性 AMD，非血管性 AMD，非渗出性 AMD，GA

6.1 引言

AMD 可引起明显的中心视力损害。这是西方国家致盲的常见原因，估计发病率约 8.7%。随着人口老龄化，发病人数到 2020 年将增至 1.96 亿，到 2040 年将增至 2.88 亿 [1]。

AMD 可分为两种形式：非血管性（干性）和新生血管性（湿性或渗出性）。非血管性或干性 AMD 占所有 AMD 病例的 85%～90%。干性 AMD 几乎总是双侧，主要影响黄斑的视网膜中央区域。它倾向于导致中心视力逐渐、潜在的显著降低。与干性 AMD 相关的视觉并发症的严重程度随年龄而增加。在 55～65 岁的年龄组中，只有 1% 的成人患有视力显著损害，而 75 岁以上的成人则为 20% [2]。

6.2 早期非血管性年龄相关性黄斑变性

在临床上，早期干性 AMD 定义为存在许多小的或中等大小的玻璃膜疣。玻璃膜疣是位于 RPE 和 Bruch 膜内胶原层之间小的脂褐素沉积物，黄色，无定形。玻璃膜疣的沉积是干性 AMD 患者中第一种临床可见的病变，可能代表复杂的眼部正常解剖和生理过程的破坏。

脉络膜由五层组成，其中三层为血管：脉络膜毛细血管（CC）、Sattler 层和 Haller 层。CC 是脉络膜的薄的毛细血管层，位于 Bruch 膜旁，与 RPE 具有共生性关系[3-6]。RPE 的功能是提供营养并从其上的光感受器中除去废物[6]。

在干性 AMD，相信这些解剖结构遭到破坏。RPE 和光感受器层逐渐破坏，Bruch 膜增厚，以及 CC 的萎缩，使得其下的脉络膜血管变得可见。目前干性 AMD 没有治疗方法，可导致严重的视力损害。

有几种干性 AMD 的分类系统，最早的是根据彩色眼底照相。在这些分类系统中，AREDS（年龄相关性眼病研究）系统最常用于记录玻璃膜疣的位置和大小，以帮助随着时间的推移追踪病变的进展[7]。尽管眼底照相容易获得，但这些图像仅提供关于玻璃膜疣的形状和空间位置的二维数据，几乎没有定量数据，例如玻璃膜疣体积随时间的变化（图 6.1a）。

OCT 的出现大大提高了我们对干性 AMD 的认识。通过使用高分辨率频域 OCT 和扫频 OCT，不仅可以显现视网膜和脉络膜的各层，而且还可以获得三维定量评估与早期干性 AMD 有关的玻璃膜疣。

在 OCT B-扫描中，可见到玻璃膜疣是 Bruch 膜和 RPE 之间的高反射物质（图 6.1e）[8-10]。在 97% 的病例中，玻璃膜疣上面的视网膜层显示光感受器层变薄。还注意到，与正常年龄匹配的对照眼中的类似部位相比，玻璃膜疣上面的光感受器层平均厚度减少了 27%。视网膜内层通常保持不变。这些发现显示光感受器丢失导致视力损害的退行性过程[11]。

6.3 干性 AMD 的相干光层析成像血管造影

相干光层析成像血管造影术 (OCTA) 能够通过检测流动血液的运动对比度，实现视网膜和脉络膜血管的快速、无创和深度解析成像[12-14]。OCTA 影像是从相同的解剖位置、快速连续获取多个 B-扫描时生成的。静止的组织产生几乎不变的 OCTA 信号的散射，而移动的组织如血液产生随时间变化的 OCTA 信号。该信号去相关，被描绘为灰阶影像，其中来自静止组织的像素看起来是黑色的，而来自移动组织的像素看起来是白色的。结构和血管造影的数据可以同时采集和共同纪录，允许同时显示血管和血流的三维结构[15-17]。

血管造影不是一项新技术；然而，目前的金标准成像模式 FA 和 ICGA，在其成像 CC 的能力方面存在固有的缺陷。黄斑的黄色素和 RPE 吸收荧光素的蓝绿激发波长，使 FA 的图像质量降低。由于大约 20% 的荧光素染料不能与白蛋白结合而渗漏，引起早期的强荧光，脉络膜的细微血管网络进一步被掩盖[18]。相反，ICGA 被认为是脉络膜成像的优越方式，但未得到广泛认可，因为它没有深度分辨力，所以将 CC 血流与更深的脉络膜血管分离是一项复杂的任务[19,20]。此外，这些方法是侵入性的，涉及静脉内造影剂的使用，可导致系统性副作用，如恶心，呕吐，以及罕见发生的过敏反应[21-23]。

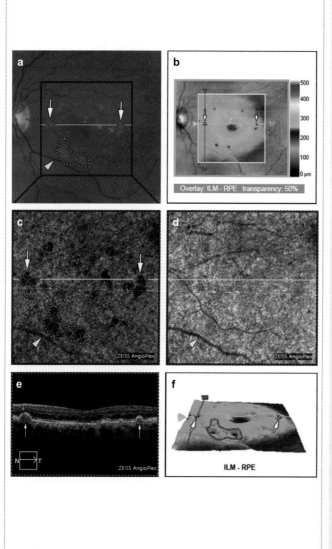

图6.1 玻璃膜疣下CC的丢失。使用Zeiss Cirrus HD-OCT和AngioPlex做玻璃膜疣下的CC分析。(a) 彩色眼底照片；白色箭头指示玻璃膜疣的位置。黄色虚线也划定了玻璃膜疣的边界。(b) 黄斑厚度分析。ILM和RPE以50%的透明度覆盖。白色箭号指示玻璃膜疣的位置。(c) 6 mm×6 mm扫频OCT (SS-OCT) 血管造影CC板层；从眼底照片聚焦。黄色虚线和白色箭号对应于玻璃膜疣下血流减少的区域。(d) 在CC水平的相应结构的正面扫描。如(c)所显示的，在玻璃膜疣的位置没有看到信号丢失，表明在玻璃膜疣处有肯定的血流损害。(e) 相应的OCT B-扫描。(f) 相应的ILM和RPE的厚度图。在本图中指出的玻璃膜疣下的RPE厚度减小。(a~c, e和f) 中的白色箭号对应于每个图像中的同一玻璃膜疣。(a, c和d) 中的黄色箭号显示视网膜血管及其相应的去相关尾巴（投影人工现象）

　　OCTA 是一种无创性、非接触技术，不需要静脉内注射染料。这是其用于干性 AMD 的关键，这意味着它可以在后续随访中反复使用，以追踪早期干性 AMD 患者中 CC 血管系统的解剖破坏，因为它会进展至晚期 AMD。尽管它具有巨大的潜力，但 OCTA 并非没有缺点。OCTA 使用体积数据（图 6.2）来评估血流，因此需要增加扫描速度才能获取这些数据。这不仅增加了对患者进行成像的时间，而且与传统的血管造影术相比，也意味着扫描区域减少。然而，这对 AMD 感兴趣的黄斑区可能不会有太大的缺陷。

　　正面 OCTA 可通过结构 OCT 扫描进

行关联和交叉纪录，评估视网膜的各层（图 6.2b）。使用这种方法，可以绘制玻璃膜疣的拓扑位置，并与其下的 CC 进行比较（图 6.1 和图 6.3）。已注意到，在早期干性 AMD 中，一些玻璃膜疣可能与局灶性 CC 丢失区域在空间上相关，并且与年龄匹配的对照相比，干性 AMD 患者的 CC 密度普遍降低(图 6.1c，图 6.1d)。这项研究得到了组织学资料的支持，提示玻璃膜疣常常形成在 CC 密度降低的部位[5,24−27]。不过，由于 OCTA 即使在正常人也显示有 CC 空白区，因此还不十分清楚在一些玻璃膜疣下发现的变化是代表真正的 CC 丢失，或是变薄的 CC 与存在玻璃膜疣的区域偶然交集。

OCTA 设备目前分为两大类：频域 OCT 血管造影和扫频 OCT 血管造影。希望这些设备中的一种可以提供用于探索 AMD 病理生理学的确定的实时机制。市售的频域 OCT 血管造影设备使用 840 nm 的波长，并具有小于 100000 kHz 的扫描速度。这种硬件在临床上已经使用了更长时间，并已用于评估包括渗出性 AMD 和糖尿病在内的许多眼科疾病的血管变化。然而，用于频域 OCT 系统较短的约 840 nm 中心波长会被 RPE 强烈衰减。在存在 RPE 聚集及其下的玻璃膜疣时，这种衰减可能变得更加严重。此外，在频域 OCT 中使用的基于光谱仪的检测易受到所谓的"灵敏度衰减"的影响，即灵敏度在远离零延迟的距离处降低。RPE 衰减和灵敏度衰减都可以导致脉络膜区域的低信号区，尤其是在玻璃膜疣之下的区域。

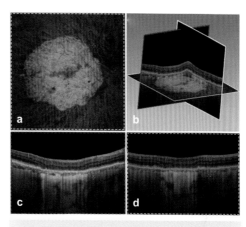

图6.2 使用3D切片机的GA的三维（3D）视图。所用的3D切片机软件，来自为医学影像计算免费开放的软件应用程序，地址为http://www.slicer.org。使用在麻省理工学院（马萨诸塞州剑桥）开发的SS−OCT血管造影原型设备来采集图像。(a) 一位GA患者左眼的正面结构扫描。(b) 组合3D图像。(c) 超快速横截面OCT。(d) 列扫描断面OCT B−扫描。使用SS−OCT血管造影技术，观察到在GA下透过增加。在GA下发生信号透过的增加，是由于视网膜色素上皮的破坏（反向阴影）。脉络膜血管以红色划界，在GA的部位下清晰可见

了解短波长频域 OCT 血管造影设备的局限性很重要，因为玻璃膜疣下明显的 CC 血流减损可能不是真正的低血流，实际上可能是 OCTA 信号丢失造成的人工现象。

扫频 OCT 设备使用可调谐激光器作为光源，由此可以极大地提高图像采集速度。第一个应用于视网膜的商品化扫频 OCT 设备是 DRI OCT−1（日本 Topcon），提供的图像采集速度为每秒 100000 次 A 型扫描，使用的波长约为 1050 nm。近来，蔡司公司的一种新的扫频 OCT 血管造影

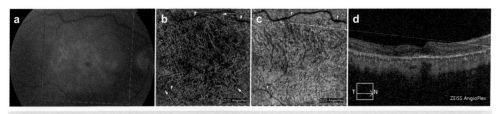

图6.3 GA的OCTA结构。OCT蔡司Cirrus HD-OCT和AngioPlex。干性AMD和大片的GA。(a) 有大片GA的右眼眼底照相。红虚线指示相应的6 mm×6 mm 的OCTA。(b) 在CC水平的6 mm×6 mm OCTA。有CC丢失，较大的脉络膜血管向前移位，占据CC原先占据的空间。在大血管（红箭号）之间查看，在GA之下的CC丢失显而易见。此外，如白箭号所示，CC丢失似乎超出了GA的边界。黄箭头指向视网膜血管的相应投影人工现象。(c) 在CC水平、GA的正面OCTA 6 mm×6 mm结构。(d) 相应的6 mm横截面OCT，以CC水平分层

原型机已经开发出来，使用 1050 nm 的 100 kHz SS 激光器。在麻省理工学院（麻省理工学院，剑桥，马萨诸塞州）也开发了一种扫频 OCT 血管造影原型机，使用高速垂直腔面发射激光器（VCSEL）作为光源，以大约 1050 nm 波长实现每秒400000 次 A 型扫描的速度（图 6.2）。

扫频 OCT 技术随深度具有较低的灵敏度衰减，能够更好地穿透 RPE，使其更适合观察脉络膜血管系统。该设备采用更长的波长，与商用频域 OCT 相比，可以进一步穿透 CC。这改善了 CC 的清晰程度，可以看到 CC 是紧密集合的供养小动脉和引流小静脉的网络。扫频 OCT 设备也具有更快的扫描速度，与频域 OCT 技术相比，能采集更多数量的体积数据量。由于 OCTA 依赖于眼内连续获取 OCT 体积之间的去相关，所以更密集的采样和多幅图像获取能改善用于分析的采集信息。

近来，这项技术已用于评估玻璃膜疣下的 CC，试图阐明干性 AMD 的原发缺损。已注意到目前扫频 OCT 血管造影术中使用的较长波长 1050 nm，比较短波长、用于频域 OCT 血管造影系统的 840 nm，较不易产生玻璃膜疣下的假阳性血流损害区。研究还注意到，所有玻璃膜疣下的 CC 血流并不总是临床上可察觉的减少（Lane 等人，未发表的文章）。必须进行进一步的定量研究，以评估 CC 血流是否逐渐减少，但这不能阐明定性的分类。量化的 CC 评估也可能提供预测患者AMD 发展风险的机会。

6.4 地图形萎缩

晚期 AMD 是一种渐进性疾病，多年间缓慢发展伴随着视力丧失。晚期干性AMD 的标志是形成 GA，临床上看到一个或多个边界清楚的脱色素区，这是因为其下的 RPE 缺失或破坏。这些萎缩区常伴有光感受器和 CC 丢失，使更大、更深的脉络膜血管可见（图 6.2 和图 6.3）。

直到最近，彩色眼底照相用作 GA 成像的标准方法（图 6.3a）；然而，使用这

种方法时，对 GA 外边界的精确划分是挑战性的[28]。其他成像模式如荧光素血管造影、眼底自发荧光和频域 OCT 成像目前用于评估、量化和监测 GA。

一旦覆盖的 RPE 常被破坏并且不会引起信号衰减，伴随 GA 的变化就容易在频域 OCT 和扫频 OCT 两者中证实。频域 OCT 特别显示 GA 病变中的外核层、外界膜和内外节（IS/OS）连接逐渐破坏，导致光感受器和 CC 丢失超过 GA 病变的边界[29-31]。然而，研究人员已注意到，在少数病例中，CC 改变仅限于 GA 区，没有超出其界限[32,33]。评估这些交界区可能提供有关 GA 发病机制的信息，以及 RPE、光感受器和 CC 丢失在此病发生和扩展中的作用[31]。

正面 OCT 提供了许多优点，最显著的是能够精确定位特定视网膜下层中的病灶，并将其与相应的轴向 B- 扫描位置进行比较。使用这种技术，可以观察到如 GA 等病灶内、位于 CC 丢失区的大脉络膜血管（图 6.3）。视网膜外层的正面成像已用于帮助光感受器丢失先于 GA 进展的患者预测 GA 的扩展。在正面影像内，GA 的发展特征是，对应于 RPE/Bruch 膜复合体的外部高反射带的丢失，以及外核层变薄，随之外丛状层向 Bruch 膜聚集[34,35]。这种技术可能在未来提供有用的筛查工具，以帮助预测患者的进展风险。

6.5　可变扫描间时分析

OCTA 对 CC 结构成像并量化 CC 血流的能力，是形成干性 AMD 疾病生物标志物的关键，将有助于检测和监测 AMD 进展，并作为临床试验中治疗反应的客观信息。不幸的是，大多数 OCTA 技术的动态范围有限，并没有提供成像血管内的相对流速的信息。

OCTA 设备通过比较两个连续的 OCT 图像之间的差异来创建血流影像。如果血管中红细胞的速度非常缓慢，那么已经采集的两幅连续影像可能没有足够的差别以检测到血流。即使血流确实存在，这些区域也会显示为无血流区。在一个 OCT 血管造影设备上，可检测的最低血流速度被称为"最慢可检测血流"（SDF），这基于设备扫描之间的时间。较慢的 OCTA 设备会增加扫描间隔的时间，并会检测到较慢的流速。

已经创建了一个新的软件，称为可变扫描间时分析（VISTA），能够检测慢血流，并允许扫描间隔的时间根据成像血管的流速而可变。由于扫频 OCT 血管造影机的扫描速度更快，该软件的利用可在相同采集时间内采集多个数据集的优势。使用这个软件，可以比较交替的体积设定而不是连续的体积设定。这样使扫描间隔的时间加倍，改进了扫频 OCT 血管造影设备对慢血流的灵敏度。连续扫描和交替扫描的组合分析可确保在评估替代的图像时，可以看到连续成像中遗漏的慢血流。

VISTA 最近用于显示 CC 血流损害不仅存在于 GA 病变内，而且还存在于其边缘外的轻度损害。看起来，GA 边界内的 CC 倾向于主要是萎缩性的，没有血流，相比之下萎缩边缘有更隐秘的血流损害。看到不同流速是建立定量 OCTA 血流测量的重要步骤，当评估疾病进展与血流损害相关联而不仅是血管丢失时，特别有用[36]。

6.6 结论

OCTA 是一项相对较新的技术，有可能革命性地理解、检查和监测干性 AMD。像 VISTA 这样的新技术，非常希望能够使量化的 OCT 血流生物标志物变为可用。

参考文献

[1] Wong WL, Su X, Li X, et al. Global prevalence of age-related macular degeneration and disease burden projection for 2020 and 2040: a systematic review and meta-analysis. Lancet Glob Health. 2014, 2(2): e106–e116.

[2] Owen CG, Jarrar Z, Wormald R, et al. The estimated prevalence and incidence of late stage age related macular degeneration in the UK. Br J Ophthalmol. 2012, 96(5):752–756.

[3] Sarks JP, Sarks SH, Killingsworth MC. Evolution of geographic atrophy of the retinal pigment epithelium. Eye (Lond). 1988, 2(Pt 5):552–577.

[4] McLeod DS, Grebe R, Bhutto I, et al. Relationship between RPE and choriocapillaris in age-related macular degeneration. Invest Ophthalmol Vis Sci. 2009, 50 (10):4982–4991.

[5] Mullins RF, Johnson MN, Faidley EA, et al. Choriocapillaris vascular dropout related to density of drusen in human eyes with early age-related macular degeneration. Invest Ophthalmol Vis Sci. 2011, 52(3):1606–1612.

[6] Bhutto I, Lutty G. Understanding age-related macular degeneration (AMD): relationships between the photoreceptor/retinal pigment epithelium/Bruch's membrane/choriocapillaris complex. Mol Aspects Med. 2012, 33(4):295–317.

[7] Ferris FL, Davis MD, Clemons TE, et al. Age-Related Eye Disease Study (AREDS) Research Group. A simplified severity scale for age-related macular degeneration: AREDS Report No. 18. Arch Ophthalmol. 2005, 123(11):1570–1574.

[8] Moussa K, Lee JY, Stinnett SS,et al. Spectral domain optical coherence tomography-determined morphologic predictors of age-related macular degeneration-associated geographic atrophy. progression. Retina. 2013, 33(8):1590–1599

[9] Lutty G, Grunwald J, Majji AB, et al. Changes in choriocapillaris and retinal pigment epithelium in agerelated macular degeneration. Mol Vis. 1999, 5:35.

[10] Curcio CA, Messinger JD, Sloan KR, et al. Subretinal drusenoid deposits in non-neovascular age-related macular degeneration: morphology, prevalence, topography, and biogenesis model. Retina. 2013, 33(2):265–276.

[11] Schuman SG, Koreishi AF, Farsiu S, et al. Photoreceptor layer thinning over drusen in eyes with agerelated macular degeneration imaged in vivo with spectraldomain optical coherence tomography. Ophthalmology. 2009, 116(3):488–496.e2.

[12] de Carlo TE, Bonini Filho MA, Chin AT, et al. Spectral-domain optical coherence tomography angiography of choroidal neovascularization. Ophthalmology. 2015, 122(6):1228–1238.

[13] Jonathan E, Enfield J, Leahy MJ. Correlation mapping method for generating microcirculation morphology from optical coherence tomography (OCT) intensity images. J Biophotonics. 2011, 4(9):583–587.

[14] An L, Wang RK. In vivo volumetric imaging of vascular perfusion within human retina and choroids with optical micro-angiography. Opt Express. 2008, 16(15):11438–11452.

[15] Mariampillai A, Standish BA, Moriyama EH, et al. Speckle variance detection of microvasculature using swept-source optical coherence tomography. Opt Lett. 2008, 33(13):1530–1532.

[16] Fingler J, Schwartz D, Yang C, et al. Mobility and transverse flow visualization using phase variance contrast with spectral domain optical coherence tomography. Opt Express. 2007, 15(20):12636–12653.

[17] Makita S, Jaillon F, Yamanari M, et al. Comprehensive in vivo micro-vascular imaging of the human eye by dual-beam-scan Doppler optical coherence angiography. Opt Express. 2011, 19(2):1271–1283.

[18] Bischoff PM, Flower RW. Ten years experience with choroidal angiography using indocyanine green dye: a new routine examination or an epilogue? Doc Ophthalmol. 1985, 60(3): 235–291.

[19] Flower RW. Extraction of choriocapillaris hemodynamic data from ICG fluorescence angiograms. Invest Ophthalmol Vis Sci. 1993, 34(9):2720–2729.

[20] Zhu L, Zheng Y, von Kerczek CH, et al. Feasibility of extracting velocity distribution in choriocapillaris in human eyes from ICG dye angiograms. J Biomech Eng. 2006, 128(2):203–209.

[21] Ha SO, Kim DY, Sohn CH,et al. Anaphylaxis caused by intravenous fluorescein: clinical characteristics and review of literature. Intern Emerg Med. 2014, 9(3):325–330.

[22] Musa F, Muen WJ, Hancock R, et al. Adverse effects of fluorescein angiography in hypertensive and elderly patients. Acta Ophthalmol Scand. 2006, 84(6):740–742.

[23] Garski TR, Staller BJ, Hepner G, et al. Adverse reactions after administration of indocyanine green. JAMA. 1978, 240(7):635.

[24] Freeman SR, Kozak I, Cheng L, et al. Optical coherence tomography-raster scanning and manual segmentation in determining drusen volume in age-related macular degeneration. Retina. 2010, 30(3):431–435.

[25] Lengyel I, Tufail A, Hosaini HA, et al. Association of drusen deposition with choroidal intercapillary pillars in the aging human eye. Invest Ophthalmol Vis Sci. 2004, 45(9):2886–2892.

[26] Sarks SH, Arnold JJ, Killingsworth MC, et al. Early drusen formation in the normal and aging eye and their relation to age related maculopathy: a clinicopathological study. Br J Ophthalmol. 1999, 83(3):358–368.

[27] Sohrab M, Wu K, Fawzi AA. A pilot study of morphometric analysis of choroidal vasculature in vivo, using en face optical coherence tomography. PLoS One. 2012, 7(11):e48631.

[28] Sunness JS, Bressler NM, Tian Y, et al. Measuring geographic atrophy in advanced age-related macular degeneration. Invest Ophthalmol Vis Sci. 1999, 40 (8):1761–1769.

[29] Schmitz-Valckenberg S, Fleckenstein M, Göbel AP, et al. Optical coherence tomography and autofluorescence findings in areas with geographic atrophy due to age-related macular degeneration. Invest

Ophthalmol Vis Sci. 2011, 52(1):1–6.

[30] Fleckenstein M, Charbel Issa P, Helb HM, et al. High resolution spectral domain-OCT imaging in geographic atrophy associated with age-related macular degeneration. Invest Ophthalmol Vis Sci. 2008, 49(9):4137–4144.

[31] Bearelly S, Chau FY, Koreishi A, et al. Spectral domain optical coherence tomography imaging of geographic atrophy margins. Ophthalmology. 2009, 116(9): 1762–1769.

[32] Choi W, Mohler KJ, Potsaid B, et al. Choriocapillaris and choroidal microvasculature imaging with ultrahigh speed OCT angiography. PLoS One. 2013, 8(12):e81499.

[33] Adhi M, Liu JJ, Qavi AH, et al. Choroidal analysis in healthy eyes using swept-source optical coherence tomography compared to spectral domain optical coherence tomography. Am J Ophthalmol. 2014, 157(6):1272–1281.e1.

[34] Nunes RP, Gregori G, Yehoshua Z, et al. Predicting the progression of geographic atrophy in age-related macular degeneration with SD-OCT en face imaging of the outer retina. Ophthalmic Surg Lasers Imaging Retina. 2013, 44(4): 344–359.

[35] Giocanti-Auregan A, Tadayoni R, Fajnkuchen F, et al. Predictive value of outer retina en face oct imaging for geographic atrophy progression. Invest Ophthalmol Vis Sci. 2015, 56(13):8325–8330.

[36] Choi W, Moult EM, Waheed NK, et al. Ultrahigh-speed, swept source optical coherence tomography angiography in nonexudative age-related macular degeneration with geographic atrophy. Ophthalmology. 2015, 122(12):2532–2544.

（杨亚军　译，惠延年　审校）

第 7 章
OCTA 与糖尿病视网膜病变

André Romano

概要：

糖尿病视网膜病变（DR）是一种严重威胁视力的糖尿病并发症，也是美国和全世界工作年龄段人群失明的主要原因。多年来一直使用荧光素血管造影来诊断和监控疾病的严重程度。然而，OCTA 提供了独特的机会，利用运动对比生成血流的血管造影照片，以研究视网膜血管结构。因此，可以通过快速、非侵入性的方式评估糖尿病相关的血管异常，包括中心凹无血管区的改变以及浅表和深部毛细血管网的改变。它以体积扫描操作，可以分层特定的深度，如玻璃体视网膜界面，以评估新生血管形成。本章将重点介绍 OCTA 在 DR 中的潜在应用。

关键词：

糖尿病黄斑水肿、糖尿病视网膜病变、微动脉瘤、OCTA

7.1 引言

DR 是一种严重威胁视力的糖尿病并发症，也是美国和全世界工作年龄段人群失明的主要原因[1]。随着发展中国家的饮食与运动习惯，包括逐渐增加的久坐的生活方式的改变，受此病威胁视力的患者数量预期会增加[2,3]。

周细胞丢失、微动脉瘤形成、血-视网膜屏障破坏和毛细血管无灌注，损害视网膜实质中的神经胶质组织的营养，造成的缺氧增加血管内皮生长因子（VEGF）的表达，由此促进血管生成反应和血管通透性增加，并引起缺血性黄斑病变、增殖性糖尿病视网膜病变（PDR）和糖尿病黄斑水肿（DME）[4]。

另外，糖尿病的脉络膜具有与糖尿病视网膜相似的血管相关改变。因此，对视网膜和脉络膜毛细血管的系统评估是至关重要的。

FA 是在 20 世纪 60 年代建立的一种检查方法，能够观察视网膜和脉络膜血管，并迅速成为确定和分类几种视网膜血管疾病的金标准检查[5]。该方法是基于静脉注射荧光素染料来评估视网膜血管的毛细血管网。

在 DR 患者，FA 技术观察到的最常见特征有渗漏、毛细血管无灌注、血管结构异常、视神经乳头新生血管（NVD）和其他部位的新生血管形成（NVE）。不过，这种技术耗时、具有侵入性，虽然认为是无害的，但是染料具有从恶心到过敏反应的风险，包括过敏反应和在极少数情况下死亡[6,7]。

7.2 OCTA 技术

OCT 已经革命性地改变了我们诊断和治疗 DR 结构改变、包括黄斑水肿的方式。它提供了微米级别深度分辨率的视网膜三维横截面视图。

OCTA 是一种新型非侵入成像技术，它利用运动对比成像，通过比较在精确的同一横切面影像获得的序列 OCT B- 扫描间的去相关信号，生成血流的血管造影图片。

SSADA 算法是 RTVue XR Avanti 频域 OCT 的 AngioVue 软件。它在大约 3.0 秒内以每秒 70000 次 A- 扫描获得 304 × 304 的体积扫描[8]。

浅表和深层视网膜内血管网、外层视网膜和脉络膜毛细血管的自动分层可以在 2 mm × 2 mm、3 mm × 3 mm、6 mm × 6 mm 和 8 mm × 8 mm OCTA 自动软件选项中观察到。

7.3 非增殖性糖尿病视网膜病变

DR 是一种微血管病变，其特征在于血管通透性增加、微血管渗漏以及疾病早期毛细血管丢失。高血糖和线粒体及细胞外的活性氧（ROS）对内皮细胞（EC）、周细胞和神经元是有毒性的，导致它们在 DR 早期死亡[9]。

OCTA 最大的优势之一是能够观察穿过视网膜和脉络膜血管结构的分层的正面血管网，因此可以帮助我们了解疾病过程中的病理生理。

软件预设包含 4 个正面区域：浅表层毛细血管网，在神经节细胞水平；深丛毛细血管网，为内丛状层的外边界至外丛状层中点的毛细血管网（总厚度为 55 μm）；外层视网膜（光感受器），没有血管；以及脉络膜毛细血管（脉络膜）。

见于非增殖性 DR 患者 OCTA 的最初改变是，FAZ 的边界血管重塑，随后是血管迂曲、毛细血管腔变窄及其末端扩张。这些变化在浅表毛细血管网的水平上看得最清楚（图 7.1）。

由于毛细血管的大小和形态，深部毛细血管网的变化更难以观察，但随着疾病的发展，这些变化也可以被鉴别出来。

这一机制解释为高血糖或白细胞氧化爆发导致 EC 死亡，随后，在周细胞丢失发生之前，血管通透性增加[10]。

OCTA 的缺点是不能显示这种血管的通透性，而 FA 可以显示从异常视网膜毛细血管的染料渗漏。

7.3.1 微动脉瘤

虽然用比较小的血管造影照片也能圈定微动脉瘤，但并不是所有的微动脉瘤都可以在浅表层和深层毛细血管网中观察到，这很可能是因为 OCTA 受到最慢可检测流速原理的限制（图 7.2）。

在 OCTA 图像中观察到的最常见的微动脉瘤形态模式是梭形、囊状、弯曲和盘绕成圈状。有些微动脉瘤可能没有红细胞或运动能力较弱的血细胞，这在 OCTA 图像中就无法看到，尽管在微动脉瘤中红细胞的运动不连续[11]。

当比较 FA 和 OCTA 图像时，可能发现微动脉瘤成像中的一些不一致。其解释

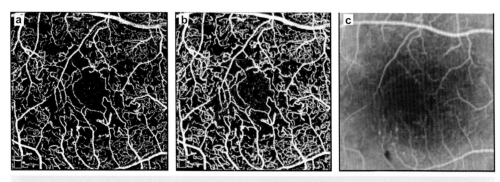

图7.1 （a, b）非增殖性糖尿病视网膜病变：OCTA显示血管重塑的FAZ边界，浅表血管网毛细血管迂曲，毛细血管管腔变窄，及其在FAZ邻近的末端扩张。（c）在荧光素血管造影中不会看到相同方式的这些变化

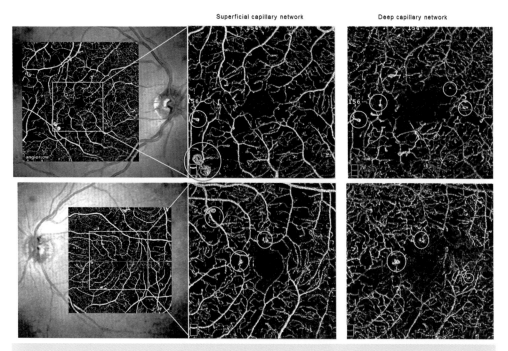

图7.2 微动脉瘤的可视化用较小的造影图片很好地圈定，但并非所有的微动脉瘤都可以在浅表和深层毛细血管网中被发现，这很可能因为OCTA受到最慢可检测血流原理的限制

可能与荧光素染料充盈而没有血细胞或微动脉瘤血管壁染色有关，可能与红细胞的运动无关[12]。

7.3.2　黄斑水肿

液体和蛋白质的渗透性增加可导致DME。DME是非增殖性和增殖性DR视功能丧失的常见原因。这些改变显示在浅表层和深层血管层有囊肿存在的血管环。正面OCT是勾勒DME囊肿样改变的最

佳技术，而内丛状层似乎是观察细节的最佳位置（图7.3）。

7.3.3　视网膜内微血管异常

视网膜毛细血管内皮细胞的增生最初引起视网膜内微血管异常（IRMA），即在缺乏活性毛细血管的区域中小的异常血管形成，这也可以在OCTA上观察到（图7.4）。

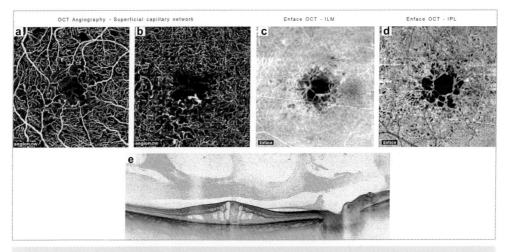

图7.3　（a，b）糖尿病黄斑水肿患者。OCTA显示在浅表和深层血管网的血管环和囊肿。（c,d）正面OCT是描绘DME囊肿改变的最佳技术。IPL似乎是最佳鉴别部位（d）微小细节并与（e）B-扫描OCT图像相关。DME，糖尿病黄斑水肿；IPL，内丛状层；OCTA，相干光层析成像血管造影

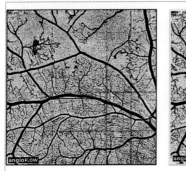
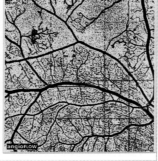

图7.4　严重非增殖性糖尿病视网膜病变患者，在OCTA颞上血管弓看到视网膜内微血管异常、毛细血管密度降低和相邻的无灌注区。此期，也可鉴别浅表与深部毛细血管网之间的毛细血管分流。OCTA，相干光层析成像血管造影

7.4　增殖性糖尿病视网膜病变

PDR 中微血管的改变更为严重。来自静脉和小静脉的 EC 增生和迁移，以及慢性缺血可导致视网膜前新生血管形成，这是 PDR 的标志。

当在视网膜或视神经乳头上检测到新生血管时，DR 已进展至增殖期。与非增殖性视网膜病变的异常相反，增殖性视网膜病变的异常不再限于视网膜内。异常的新生血管和结缔组织通过视网膜或视神经表面发出，在玻璃体（后玻璃体）后表面生长或增殖进入玻璃体凝胶内。

将正面 OCTA 层修订朝向玻璃体，可以使操作者精确地评估新生血管网的扩展和形态，而没有染料渗漏的麻烦，这对精确确定从视网膜其他部位（NVE）或视神经乳头发出的新生血管特别有用（图 7.5）。

7.5　缺血性糖尿病黄斑病变

糖尿病黄斑缺血（DMI）的一个重要标志是继发于视网膜毛细血管狭窄或闭塞的组织缺氧。它导致 VEGF 水平升高并因此发生 DME[13]。

此外，近来的研究表明，严重的黄斑缺血与 OCT 上视网膜多层次的变薄和结构紊乱有关[14,15]。

FA 显示 FAZ 的大小随着 DMI 的严重进展而增大，并且在 PDR 中最激烈[16]。然而，FA 仅能显示浅表毛细血管网。另一方面，OCTA 能使我们研究浅表和深层血管网[17]。

遵循这一原则，研究人员已经证明，当使用 OCTA 时，DR 眼的 FAZ 面积在浅表和深层血管网都比健康眼大[18,19]。与健康眼相比，临床上未检测出 DR 的糖尿病患者也是如此[20]。

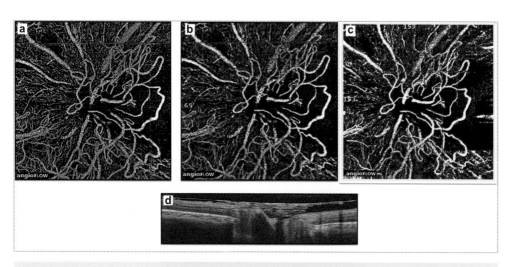

图7.5　调整（d）正面OCTA到玻璃体层，操作者可精确评估血管网的扩展和形态，而没有染料渗漏的干扰，这特别适用于精确观察视神经乳头（a~c）或视网膜其他部位的新生血管

尽管如此，这些 FAZ 的变化在深层血管网水平和 PDR 眼似乎更加严重[21]。而且，当使用 3 mm×3 mm OCTA 时，能更充分鉴别和更好地看到低灌注。它还可能显示比 6 mm×6 mm 或 8 mm×8 mm OCTA 更好的血管细节。

这些信息在纵向监测 DR 的 FAZ 面积、追踪疾病进展和视功能变化中可能是有用的。

7.6 定量毛细血管灌注密度图（血管分析 AngioAnalytics）

OCTA 的进步包括开发不同的算法来量化 FAZ 面积、血管密度和无血流面积。近来，开发了 OCTA 的彩色编码毛细血管灌注密度图，来区分和量化 DR 中进展性视网膜灌注的变化[22]。

该算法也称为"血管分析"（Angio Analytics，Optovue 公司，Fremont，CA），是基于将 OCTA 图像从灰度转换成黑白图像，以改善灌注密度分析的一致性和准确性。

此外，血管骨架化将 OCTA 图像转换成黑色和白色，由此可以对每个微血管层进行灌注密度分析。

在彩色地图中，鲜红色代表灌注血管密度大于 50%，深蓝色代表无灌注血管，中间灌注密度由相应的彩色编码（图 7.6）。对每个受试者，在 3 mm×3 mm 和 6 mm×6 mm 扫描中都可对所有 3 层进行该分析。

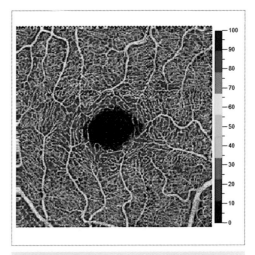

图7.6　OCTA彩色编码的毛细血管灌注密度绘图。鲜红色表示密度大于50%的灌注血管，深蓝色代表无灌注血管，中间灌注密度在彩色图中相应地彩色编码。OCTA，相干光层析成像血管造影

这种量化的彩色编码灌注密度绘图，在比较正常和非增殖性糖尿病视网膜病变与 PDR 中最显著的结果，是证实随着疾病的进展，FAZ 面积扩大，血管密度降低（图 7.7）。该研究提出，基线时具有足够重复性的患者可以随时间进行可靠监测。

7.7 结论

OCTA 在 DR 中具有巨大的应用潜力，因为它是非侵入性的，能提供准确的大小和定位信息，观察浅表和深层毛细血管网，但最重要的是，获取体积扫描，将特定的深度、如玻璃体视网膜界面分层，以评估新生血管。

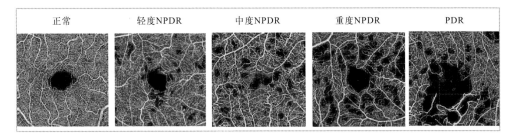

| 正常 | 轻度NPDR | 中度NPDR | 重度NPDR | PDR |

图7.7 定量颜色编码的灌注密度绘图，比较正常、NPDR和PDR，证实随疾病进展，FAZ面积扩大，血管密度降低。FAZ，中心凹无血管区；NPDR，非增殖性糖尿病视网膜病变；PDR，增殖性糖尿病视网膜病变

参考文献

[1] Klein R, Klein BE, Moss SE, et al. The Wisconsin epidemiologic study of diabetic retinopathy. III. Prevalence and risk of diabetic retinopathy when age at diagnosis is 30 or more years. Arch Ophthalmol. 1984, 102 (4):527–532.

[2] Saaddine JB, Honeycutt AA, Narayan KM, et al. Projection of diabetic retinopathy and other major eye diseases among people with diabetes mellitus: United States, 2005–2050. Arch Ophthalmol. 2008, 126(12):1740–1747.

[3] Wu L, Fernandez-Loaiza P, Sauma J, et al. Classification of diabetic retinopathy and diabetic macular edema.World J Diabetes. 2013, 4(6):290–294.

[4] Aiello LP, Avery RL, Arrigg PG, et al. Vascular endothelial growth factor in ocular fluid of patients with diabetic retinopathy and other retinal disorders. N Engl J Med. 1994, 331(22):1480–1487.

[5] Novotny HR, Alvis DL. A method of photographing fluorescence in circulating blood in the human retina. Circulation. 1961, 24:82–86.

[6] Kwiterovich KA, Maguire MG, Murphy RP, et al. Frequency of adverse systemic reactions after fluorescein angiography. Results of a prospective study. Ophthalmology. 1991, 98(7): 1139–1142.

[7] Musa F, Muen WJ, Hancock R, et al. Adverse effects of fluorescein angiography in hypertensive and elderly patients. Acta Ophthalmol Scand. 2006, 84(6):740–742.

[8] Jia Y, Tan O, Tokayer J, et al. Split-spectrum amplitudedecorrelation angiography with optical coherence tomography. Opt Express. 2012, 20(4):4710–4725.

[9] Zhang X, Zeng H, Bao S, et al. Diabetic macular edema: new concepts in pathophysiology and treatment. Cell Biosci. 2014, 4:27.

[10] Tolentino MJ, Husain D, Theodosiadis P, et al. Angiography of fluoresceinated antivascular endothelial growth factor antibody and dextrans in experimental choroidal neovascularization. Arch Ophthalmol. 2000, 118(1):78–84.

[11] Stitt AW, Gardiner TA, Archer DB. Histological and ultrastructural investigation of retinal microaneurysm development in diabetic patients. Br J Ophthalmol. 1995, 79(4): 362–367.

[12] Yeung L, Lima VC, Garcia P, et al. Correlation between spectral domain optical coherence tomography findings and fluorescein

angiography patterns in diabetic macular edema. Ophthalmology. 2009, 116(6):1158–1167.

[13] Arend O, Wolf S, Jung F, et al. Retinal microcirculation in patients with diabetes mellitus: dynamic and morphological analysis of perifoveal capillary network. Br J Ophthalmol. 1991, 75(9):514–518.

[14] Byeon SH, Chu YK, Lee H, et al. Foveal ganglion cell layer damage in ischemic diabetic maculopathy: correlation of optical coherence tomographic and anatomic changes. Ophthalmology. 2009, 116(10):1949–59.e8.

[15] Lee DH, Kim JT, Jung DW, et al. The relationship between foveal ischemia and spectral-domain optical coherence tomography findings in ischemic diabetic macular edema. Invest Ophthalmol Vis Sci. 2013, 54(2):1080–1085.

[16] Sim DA, Keane PA, Zarranz-Ventura J, et al. The effects of macular ischemia on visual acuity in diabetic retinopathy. Invest Ophthalmol Vis Sci. 2013, 54(3):2353–2360.

[17] de Carlo TE, Romano A, Waheed NK, et al. A review of optical coherence tomography angiography (OCTA). Int J Retina Vitreous. 2015, 15:1–15.

[18] Hwang TS, Gao SS, Liu L, et al. Automated quantification of capillary nonperfusion using optical coherence tomography angiography in diabetic retinopathy. JAMA Ophthalmol. 2016, 134(4):367–373.

[19] Samara WA, Say EA, Khoo CT, et al. Correlation of foveal avascular zone size with foveal morphology in normal eyes using optical coherence tomography angiography. Retina. 2015, 35(11):2188–2195.

[20] Takase N, Nozaki M, Kato A, et al. Enlargement of foveal avascular zone in diabetic eyes evaluated by en face optical coherence tomography angiography. Retina. 2015, 35(11):2377–2383.

[21] Salz DA, de Carlo TE, Adhi M, et al. Select features of diabetic retinopathy on swept-source optical coherence tomographic angiography compared with fluorescein angiography and normal eyes. JAMA Ophthalmol. 2016, 134(6):644–650.

[22] Agemy SA, Scripsema NK, Shah CM, et al. Retinal vascular perfusion density mapping using optical coherence tomography angiography in normals and diabetic retinopathy patients. Retina. 2015, 35(11):2353–2363.

（贾慧珍　译，惠延年　审校）

第 8 章
OCTA 与动脉阻塞

Abtin Shahlaee, Carl D. Regillo, Allen C. Ho

概要：

用 OCTA 描述视网膜分支和中央动脉阻塞的微血管特征，并将其发现与荧光素血管造影和临床检查进行比较。OCTA 提供了浅表和深层视网膜以及放射状盘周毛细血管网的深度分辨信息，能够评估视网膜动脉阻塞性疾病引起血流减少的分布差异。在这方面，OCTA 还提供有关旁中央急性中层黄斑病变发病机制的进一步见解。总体而言，OCTA 可应用于诊断和监测视网膜动脉阻塞临床病程中的血流变化。

关键词：

OCT，血管造影，视网膜动脉阻塞，成像术

8.1 血管解剖学概述

视网膜中央动脉阻塞（CRAO）表现为突然的、灾难性的视力丧失，因此它是眼科最重要的论题之一。同样，视网膜分支动脉，或更好称为小动脉的阻塞（BRAO）引起突然的节段性视力丧失，可能复发累及其他视网膜分支小动脉。据估计，CRAO 的发生率为（1 ~ 10)/10 万[1]。有症状的 BRAO 更不常见。然而，急性视网膜动脉阻塞（RAOs）是急性视力丧失的主要原因。准确和及时的诊断 RAO 至关重要，因为永久性视网膜损伤可能发生在最初的缺血性损伤后 4 小时[2]。此外，视力缺损可能是处于全身性栓塞事件发病的高危人群的初始表现体征。

视网膜和脉络膜的动脉血供由都源于眼动脉的两个主要系统组成。眼动脉是颈内动脉的第一分支，并通过视神经下方的视神经管进入眼眶。视网膜中央动脉（CRA），是视网膜血供的主要来源，为眼动脉的第一个眶内分支，它自眼球后 8 ~ 15 mm 处进入视神经，向内层视网膜提供血供[2]。外层视网膜和脉络膜则接受来自眼动脉远侧分支的后睫状短动脉（PCAs）的血供。CRA 的主要分支路径水平贯穿浅表神经纤维层（NFL），间歇性地潜入更深层。前毛细血管和毛细血管支流从它们的末端小动脉和小静脉、几乎垂直于视网膜表面发出，并弯曲进入更深层视网膜，在那里它们横向吻合，形成不同的微血管毛细血管系统。浅表系统主要存在于 NFL 和神经节细胞层内。NFL 的成分趋向视神经乳头时，更为显著，其

毛细血管床称为放射状盘周毛细血管网（RPC），而当它向中心凹移动时，这些血管主要位于神经节细胞层内，并被称为浅表毛细血管网（SCP）。RPC 网在诸如棉绒斑（CWS）等几种病变的发展中起着重要作用，而 CWS 常见于沿其分布的位置[2]。较深的系统由中间毛细血管网（ICP）和深层毛细血管网（DCP）组成，分别位于内核层（INL）的内、外平面。因此，在黄斑中央部位，存在一个复杂排列的毛细血管网，由浅层、中层和深层三层系统组成，这些系统通过垂直走向的潜行血管相互连接。已有人提出，视网膜血管系统的各个层次，会受到缺血性视网膜血管疾病的不同的影响[3]。

值得一提的是，中心小凹接受来自脉络膜循环的血供，而不是由 CRA 或其分支供应。在 15%～20% 的人群中，一种重要的解剖变异是存在视网膜睫状动脉，通常来自盘周脉络膜或直接来自一支短PCAs。视网膜睫状动脉具有特征性的钩状外观，在视盘边缘进入视网膜，通常在颞侧，其他地方不常见。由一支视网膜睫状动脉供应的视网膜大小和面积差别很大，从非常细小的动脉供给盘周视网膜的一小部分，到供应一半甚至整个视网膜[2]。视网膜睫状动脉存在时，可能给视网膜提供额外的血供，包括来自中心凹光感受器的神经纤维，可以使如图 8.1 所示的 CRAO 病例的中心视力区域保留。然而，也有可能视网膜睫状动脉单独阻塞，引起被灌注的黄斑区中心视野丧失。

8.2 发病机制和诊断

BRAO 通常由视网膜动脉的一个分支被栓子阻塞引起，而 CRAO 则由视网膜动脉在视神经头或邻近视神经乳头发出分支之前阻塞引起。CWS 是常见的、急性、非特异性视网膜病变，见于由多种全身性疾病引起的视网膜病变。它们是在神经纤维层和神经节细胞层的末端视网膜小动脉阻塞的结果，伴其分布区内视网膜毛细血管局部无灌注，导致急性局灶性内层视网膜缺血和梗死[2]。由于视网膜的血供中断，RAO 患者典型的表现为单侧、无痛性、视力突然丧失或暗点。视网膜动脉的急性阻塞及随后的毛细血管血流衰竭，导致轴浆淤滞、细胞内水肿以及内层视网膜缺血性坏死。这使 NFL 和内层视网膜混浊，在损伤后 15 分钟至数小时内，产生玻璃状和变白的外观。这种混浊在后极部最浓密，鉴于在黄斑区，不像视网膜其余部位，有不止一层视网膜神经节细胞层，是视网膜最厚的部分[2]。中心小凹呈现"樱桃红斑"外观，是因为它仍然保持来自脉络膜循环的营养，这样，中心凹下面的视网膜色素上皮和脉络膜仍然保持完整，而周围视网膜混浊（图 8.1）。如果是 CRA 阻塞，即使中心小凹的循环不受影响，由于由此发出的 NFL 缺血，仍会发生完全的视力丧失。因为视网膜色素上皮未受影响，所以通常没有色素性变化。动脉和静脉中的血柱会变成节段性，因为血浆从红细胞缗钱状堆集中分离出来，从而形成"车厢样"外观（图 8.2）。视网膜变白的

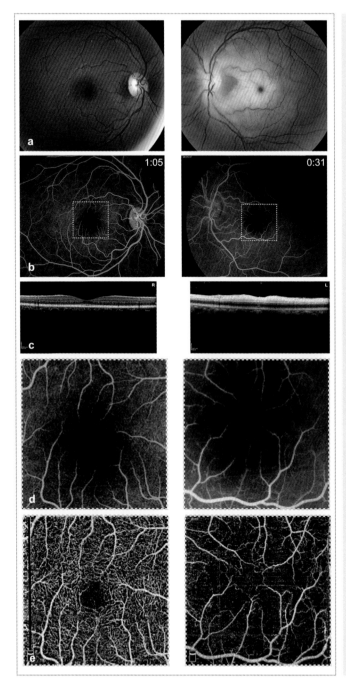

图 8.1　24岁女性急性视网膜中央动脉阻塞的多模式成像，左眼视力光感，对侧眼0.5。左列显示患眼，右列代表正常对侧眼。彩色眼底图像显示中心小凹"樱桃红斑"（a）及视网膜变白。注意视神经乳头鼻侧由睫状视网膜动脉灌注的幸免区域。FA显示延迟的过渡期和晚期强荧光，与（b）黄斑水肿和OCT上增厚（c）一致。此外，通过比较健侧眼（d）的低荧光区，在FA上黄斑（黄虚线区）的动脉灌注降低明显。类似区的OCTA显示血流消失伴更多毛细血管细节。这进一步增强中心凹无血管区的可视化（e）

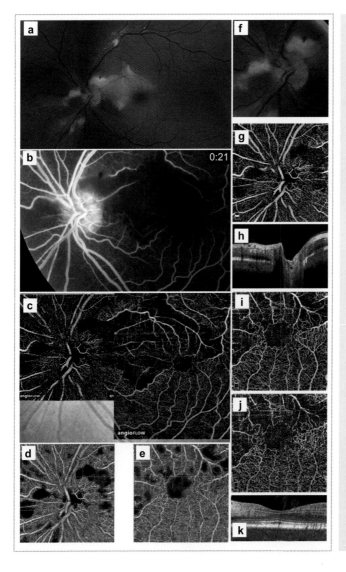

图 8.2　60岁女性急性视网膜分支动脉阻塞的多模式成像，双眼视力均为0.5。但患者诉左眼视野缺损。（a）眼底照相显示多个棉绒斑以及视网膜变白，血管内车厢样或运牛卡车样血流和折射性病变。FA（b）和OCTA（c）在放射状盘周毛细血管网（g）、及浅表层（i）和深层（j）毛细血管网水平，圈出与视网膜变白（a, f）对应的灌注减少区域。通过无灌注区的B-扫描显示高反射域（h, k）上没有血流信号。彩色编码灌注图显示受累的范围（d, e）

临床外观在 4～6 周内消退，过了这个时段，阻塞的视网膜动脉通常会再管腔化，并且再灌注，伴水肿消退。尽管如此，内层视网膜的损伤是永久性的，并导致萎缩，视网膜血管减少，视神经苍白。因此，RAO 后视力和视野的丧失通常不能恢复，考虑到视网膜损伤会快速发生，没有有效的方法来逆转阻塞。常规主张的治疗包括：

眼球按摩以移动 CRA 栓子，通过各种药物和手术方法降低眼内压，增加视网膜灌注压，舌下含化异山梨醇硝酸酯扩张 CRA 血管，在呼吸袋子中收集呼出的 CO_2，或呼吸卡波金，或球后注射血管扩张剂，抗血小板治疗和肝素治疗。

在急性期建立 RAO 的临床诊断通常并不困难，检查时视网膜变白和血流血管改变都很明显。然而，在病程的早期、在部分 RAO 的眼，或发病几周后，这些体征可能并不明显。包括 FA 和 SD-OCT 等辅助成像检查，对评估视网膜无灌注区的存在和范围、中心凹轮廓、黄斑水肿、寻找其他血管异常、确定视网膜栓子的存在和位置等，都是有用的。成像技术也可能对非典型病例或急性体征不明显的病例是有用的。在急性期，FA 可以描绘视网膜受累的程度，可以观察到毛细血管无灌注以及阻塞远端血管的缺失或充盈迟缓。它显示动静脉过渡时间延迟、视网膜动脉充盈延迟，而脉络膜充盈正常。如果有脉络膜充盈延迟，应考虑眼动脉或颈动脉阻塞。在慢性期，随着 RAO 的解除和再通，FA 可显示动脉狭窄，而荧光素动静脉过渡期正常。FA 主要提供有关大血管血流和 SCP 的信息，但无法评估 DCP 或 RPC 的形态。此外，用 FA 评估更深层的视网膜毛细血管可能受到混浊的内层视网膜的光散射的限制[4]。当 FA 可能不再显示任何灌注缺失时，可使用 SD-OCT 来确定慢性期不同视网膜层的水肿或随后的萎缩。

OCTA 可能比其他成像技术更具有优势。它能提供视网膜和脉络膜血管需要层次血流的三维和正面图像。因此，OCTA 能够揭示涉及 RAO 急性血供中断的缺陷。此外，它还提供了 DCP 和 RPC 的正面分段成像，揭示 SCP 的更清晰的细节，这些用 FA 是很难成像的[5]。用 OCTA 对 RAO 视网膜毛细血管缺血的精确定位，能帮助确定以后的视力预后[2,4]。而且，

它能非侵入地利用运动对比度，避免注射染料。这特别有益于可能无法耐受用染料的血管造影术患者所伴随的医疗问题。

8.3 动脉阻塞的 OCTA 特征

图 8.1 显示一例 CRAO，临床检查有典型的"樱桃红斑"和明显的视网膜睫状动脉灌注。对 FA 和 OCTA 影像进行了相互比较，也与对侧眼做了比较，用 OCTA 显示出无灌注区和清晰的毛细血管细节。图 8.2 显示一例急性 BRAO 病例。视网膜毛细血管无灌注在 OCTA 比 FA 更容易辨别。除了提供灌注状态的详细成像之外，标配的 B- 扫描也可用于评估视网膜厚度和黄斑水肿。RPC、SCP 和 DCP 的个体性化评估也成为可能。总之，这样可以更准确地评估动脉阻塞累及的水平和程度。这样鉴别灌注状态的例子见于一个慢性 BRAO 病例（图 8.3）和 CWS（图 8.4）。

FA 利用血流的动态特性来展示视网膜血管的早期和晚期变化。然而，这仅限于 SCP 的成像。血管阻塞的情况，荧光素图像的动态性质对于诊断并不是必要的。如图 8.1 所见，FA 的分辨率是有限的，虽然它能显示一些毛细血管无灌注区，但它不能显示细微的微血管改变，如中心凹无血管区的改变。相比之下，OCTA 能在固定的时间点提供血流信息。OCTA 能改善视网膜微血管的观察，更精确地划出无灌注的边界，这是通过分层为多个血管网的深度分辨。借助在 Bruch 膜之前分

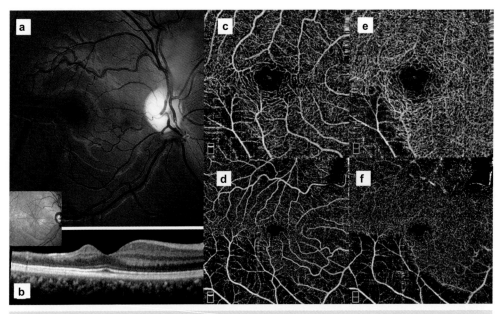

图 8.3　(a) 18岁男性伴盘周血管环的慢性视网膜分支动脉阻塞的OCTA。 (b) 放射状B-扫描显示黄斑颞下视网膜内层萎缩。OCTA显示视网膜毛细血管网在3 mm×3 mm和6 mm×6 mm扫描上毛细血管灌注减少。与深层 (e, f) 相比，浅表毛细血管网 (c, d) 的毛细血管无灌注区较少。此外，动脉和小动脉在缺血区保持灌注

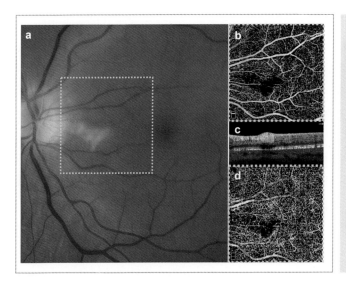

图 8.4　棉绒斑的OCTA (a) 显示毛细血管血流在 (b) 浅表血管网消失。B-扫描显示神经纤维层受累区域 (c) 之上的血流信号降低。灌注减少的区域似乎比 (d) 深层毛细血管网小

层，脉络膜血管可以从 OCTA 影像中忽略，而在 FA 图像中可以看到脉络膜迅速灌注，使得辨别视网膜毛细血管无灌注区更加困难。这有助于观察微小的血管变化，并且可能证明有助于定量和进一步定位视网膜动脉阻塞疾病的视网膜缺血病灶。OCTA 观察微血管改变的能力，也可能允许早期检出由于血管阻塞继发的新生血管或吻合。

最近有几个报道描述了用 OCTA 观察视网膜动脉阻塞微血管变化[4,6,7]。在一个 3 只眼患 CRAO，4 只眼患 BRAO 的系列报告中，Bonini Filho 等人[4] 发现，与 FA 中染料充盈延迟区相对应的、浅层和深层视网膜毛细血管网之间，血管灌注减少区的分布有明显差异，提示 OCTA 成像可以在动脉阻塞眼准确地辨别不同平面的视网膜毛细血管网，并且可能在更精确确定黄斑缺血程度和在病程中监测血管流量变化都具有敏感性。在这一个系列中，急性 CRAO 眼显示在 SCP 和 DCP 血管灌注减少了相同的面积，而一只患 CRAO 和睫状视网膜备用的眼，与 DCP 相比，SCP 血流灌注减少的面积更大。在 BRAO 的 4 只眼中，与 DCP 相比，75% 的眼 SCP 血管灌注减少的面积更大，而一只眼在深层血管网的灌注面积减少更大。在 RAO 的慢性期，在 OCTA 上观察到一些视网膜小动脉重建血流。Bonini Filho 等人假设，慢性 RAO 血管相互连接重组，可能有助于 SCP 保持异常区部分恢复 DCP 灌注。然而，在评估深层视网膜毛细血管网血流时应该谨慎，因为可能有信号衰减因素，

这继发于内层视网膜光反射产生的伪影遮蔽，如同低灌注。另一方面，视网膜深层的光反射增强，可能会判断为来自浅表血流的投影伪影量，错误地增加在正面影像上看到的流量信号上[8]。因此，对标配的 OCT B- 扫描和投影尾影的评估可能有助于评估分层误差和投影伪影。此外，由于内层视网膜在 RAO 后继发于慢性期极端变薄，OCTA 不是总能区分浅层和深层视网膜血管网。视神经乳头的 OCTA 影像已用于评估 RAO 伴不同发现眼的 RPC 网[4]。在 CRAO 中，已观察到 RPC 系统或者保存，或者弥漫性减少。BRAO 患眼显示分布于受累动脉阻塞的 RPCs 局部减少。

总体而言，RAO 的 OCTA 揭示了浅表与深层视网膜毛细血管网中血管无灌注的程度不同。这个发现与 SD-OCT B- 扫描的研究结果一致，显示在视网膜动脉阻塞性疾病中的各种毛细血管缺血，其范围从孤立到连续的浅表和深层毛细血管缺血[9]。尚不清楚哪些因素影响 RAO 中无灌注或缺血的部位和严重程度的变化。一种假设是，RAO 早期阶段的内层视网膜水肿引起神经节细胞和 NFLs 的压迫，可能导致更严重的 SCP 无灌注。未来的研究可能会更清楚地了解影响 RAO 视网膜缺血水平的决定因素。

8.4　深层毛细血管缺血

OCTA 和准配的正面结构 OCT 图影像的使用，已经扩展了我们关于 PAMM 患者深部毛细血管缺血的认识。PAMM

是最近描述的一种疾病，患者表现为急性发作的旁中心暗点。SD-OCT 的发现包括在 INL 水平的高反射带状病变[10]。即使这些急性病灶消退，但相应的 INL 萎缩，导致永久性旁中心视野缺损，由此提示 INL 梗死。深层视网膜毛细血管缺血被认为是这类病变发生的病因性因素，考虑到 ICP 和 DCP 分别位于 INL 的内外边界的两侧。然而，仍缺少 PAMM 缺血起源的明确证据。使用 OCTA，有可能获得包括 DCP 在内的视网膜微血管的高分辨率、深度解析的正面结构和功能影像。因此，PAMM 的亚临床黄斑病变，以前在近红外反射比成像中观察最佳，用 SD-OCT 高反射可以定位，使用正面 OCT 可以更精确显示轮廓。在这方面，我们近来基于正面模式成像，提出了一个 PAMM 的分类方案和相应的病理生理机制假说[11]。相应地，描述了以下三种可能单独或组合出现的模式：小动脉、蕨样和球状（图 8.5）。小动脉模式最常见，显示带状高反射性，对应于大的视网膜小动脉的分布区，并被

认为是由短暂或真正的小动脉阻塞引起。蕨样模式见于视网膜静脉阻塞、伴静脉周围缺血引起的多灶性旁中心凹中间视网膜高反射。球状模式表现为由远端周围毛细血管或毛细血管缺血引起的、中间视网膜高反射的一个局灶性卵圆形斑块或多灶性卵圆形斑块。

此外，一些报告观察了 PAMM 病变的灌注状态，显示在局灶性急性病变中灌注得以保持，并在陈旧病例中 DCP 得以修剪[11-16]。由此假设 PAMM 的发病机制可能在选定的情况下，与缺血再灌注损伤有关，这说明在一些局部急性 PAMM 病变中，有持久的毛细血管血流和随后遗留 INL 萎缩伴 DCP 丢失。如图 8.6 所示，在 CRAO 情况下发生弥漫性急性 PAMM 病变的病例中，那是大血管阻塞，可能永远不会发生毛细血管再灌注，引起 DCP 内血流的急性严重损害[14]。这些病变的 OCTA 强烈表现为 DCP 内灌注减少。急性期 PAMM 的 INL 特征性的高反射带状病变，最终在数周内消退，接着发生相应

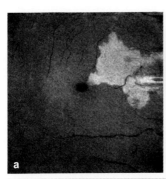 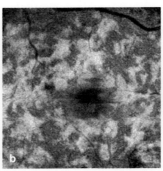 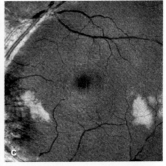

图 8.5 在深层、正面OCTA上观察到的旁中心急性中层黄斑病变的模式。根据血管受累水平面，可以有（a）小动脉、（b）静脉周围和（c）局部球状的高反射分布

的 INL 变薄，表明为陈旧的 PAMM 病变或陈旧的 INL 梗死。在这个慢性期间的 OCTA 显示 DCP 内血流丧失。在 DCP 内可能确定有斑片状血流空隙，可以从覆盖其上的 SCP 检出投射伪影的证据[8,14]。也有人提出 OCTA 的 DCP 丢失程度可能反映视力损害程度[16]。

8.5　局限性

就目前的形式而言，使用 OCTA 有一些挑战。对于老年、长眼轴、明显眼球移动、固视不良或配合不佳的个体，获得可分级图像可能存在技术上的限制，而这些状况可能出现在视网膜血管病患者身

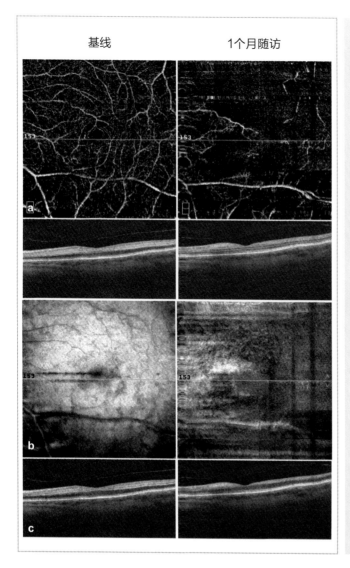

图 8.6　继发于视网膜中央动脉阻塞的弥漫性旁中心急性中层黄斑病变病例。在急性期，（a）深层毛细血管灌注轻度降低，在正面像（b）和横截面像（c）有明显的弥漫性中层高反射。1个月随访时，由于发生内核层萎缩，在同一层上可见显著的低灌注和低反射

上。一组正常眼，尽管获得了可重复的影像，但我们发现18%的受试者未达到可接受的图像质量标准[17]。这个数字可能在患病的对象中更高。尽管如此，目前能用于评估结果的可重复性、并将年龄匹配的正常受试者与眼病患者进行比较的资源十分有限，因为OCTA技术在临床上是相对较新的。OCTA的另一个局限是，当前的自动分层没有将ICP与DCP分开，并且质量上和功能上的区别需要个体化定制的分层[18]。此外，在动脉阻塞中，水肿和（或）萎缩通常会影响导致结构和光反射性的变化，这可能影响正面分层的准确性和浅表血流的投射量。另外，在病程中结构和光反射性的变化使得随访之间的比较变得具有挑战性。尽管这可能会限制单个视网膜毛细血管网的评估，但使用整个内层视网膜正面成像的总和仍然可以提供与FA相似的有用信息[4]。有限的视野是另一个缺点，因为受疾病影响的区域可能远远超出OCTA能扫描的小区域。目前，增加扫描区域的面积大小降低OCTA血流的细节质量。创建多个3 mm×3 mm扫描的蒙太奇图像已用于手动提供更宽的视野，同时保持微血流的细节[19]，但耗时，不适用于繁忙的临床。广角OCTA是目前正在探索的领域[20]；以高分辨率或通过蒙太奇多次扫描更大的视网膜区域的能力，可能成为未来OCTA技术的一项自动特征。OCTA成像的未来进展允许增加扫描区域，减少运动和投影伪影[21]，调整视网膜各层的反射性，使用眼部跟踪，

改善分层，并降低图像采集时间，提高对视网膜血管病微血管成像的准确性。此外，还需要精心设计开发规范参考标准的研究，可以比较疾病中的发现，并验证这种成像技术在临床实践中的合理使用。

8.6 结论

OCTA可能是评估如RAO视网膜血管病程、黄斑缺血程度和监测血管血流变化的敏感工具，并且可能取代需要静脉注射染料的、多种侵入性的常规方法。

OCTA是一种用来显示诊断RAO必需特征的有用诊断工具。与FA相比，OCTA快速、非侵入性、可提供改善的微血管细节的可视化。不管是动态的FA还是静态的OCTA成像，RAO血流中断的特征都很明显。由于RAO的性质，静态表现可能就足够做出诊断。用OCTA可精确对RAO不同层次的视网膜毛细血管网成像，可以足够敏感地显示不同血管网中缺血的程度以及监测病程中血流的变化。

PAMM病变（即INL梗死）可以由OCTA和正面成像准确且非侵入性地成像，近来的研究已证实DCP缺血背后伴有低灌注和病理生理机制。缺血再灌注损伤可能与一些PAMM病变的发病机制和演变有关。虽然局部急性PAMM病变可能保留了灌注，但陈旧的PAMM病变在DCP内发生相应的血流丧失和修剪。发生在CRAO背景下的弥漫性PAMM病变，导致DCP在急性和慢性期病例的无灌注。

参考文献

[1] Leavitt JA, Larson TA, Hodge DO, et al. The incidence of central retinal artery occlusion in Olmsted County, Minnesota. Am J Ophthalmol. 2011, 152(5):820–823.e2.

[2] Hayreh SS. Acute retinal arterial occlusive disorders. Prog Retin Eye Res. 2011, 30(5):359–394.

[3] Rahimy E, Kuehlewein L, Sadda SR, et al. Paracentral acute middle maculopathy: what we knew then and what we know now. Retina. 2015, 35(10):1921–1930.

[4] Bonini Filho MA, Adhi M, de Carlo TE, et al. Optical coherence tomography angiography in retinal artery occlusion. Retina. 2015, 35(11):2339–2346.

[5] Spaide RF, Klancnik JM, Jr, et al. Retinal vascular layers imaged by fluorescein angiography and optical coherence tomography angiography. JAMA Ophthalmol. 2015, 133(1):45–50.

[6] Damento G, Chen MH, Leng T. Spectral-domain optical cohe-rence tomography angiography of central retinal artery occlusion. Ophthalmic Surg Lasers Imaging Retina. 2016, 47(5):467–470.

[7] Mastropasqua R, Di Antonio L, Di Staso S, et al. Optical coherence tomography angiography in retinal vascular diseases and choroidal neovascularization. J Ophthalmol. 2015, 2015:343–515.

[8] Shahlaee A, Samara WA, Sridhar J, et al. Accentuation of OCT angiography projection artifacts on hyperreflective retinal layers. Acta Ophthalmol (Copenh). 2016 Jul 1.

[9] Chen X, Rahimy E, Sergott RC, et al. Spectrum of retinal vascular diseases associated with paracentral acute middle maculopathy. Am J Ophthalmol. 2015, 160(1):26–34.e1.

[10] Sarraf D, Rahimy E, Fawzi AA, et al. Paracentral acute middle maculopathy: a new variant of acute macular neuroretinopathy associated with retinal capillary ischemia. JAMA Ophthalmol. 2013, 131(10):1275–1287.

[11] Sridhar J, Shahlaee A, Rahimy E, et al. Optical coherence tomography angiography and en face optical coherence tomography features of paracentral acute middle maculopathy. Am J Ophthalmol. 2015, 160(6):1259–1268.e2.

[12] Christenbury JG, Klufas MA, Sauer TC, et al. OCT angiography of paracentral acute middle maculopathy associated with central retinal artery occlusion and deep capillary ischemia. Ophthalmic Surg Lasers Imaging Retina. 2015, 46(5):579–581.

[13] Khan MA, Rahimy E, Shahlaee A, et al. En face optical coherence tomography imaging of deep capillary plexus abnormalities in paracentral acute middle maculopathy. Ophthalmic Surg Lasers Imaging Retina. 2015, 46(9):972–975.

[14] Nemiroff J, Kuehlewein L, Rahimy E, et al. Assessing deep retinal capillary ischemia in paracentral acute middle maculopathy by optical coherence tomography angiography. Am J Ophthalmol. 2016, 162:121–132.e1.

[15] Pecen PE, Smith AG, Ehlers JP. Optical coherence tomography angiography of acute macular neuroretinopathy and paracentral acute middle maculopathy. JAMA Ophthalmol. 2015, 133(12):1478–1480.

[16] Casalino G, Williams M, McAvoy C, et al. Optical coherence tomography angiography in paracentral acute middle maculopathy secondary to central retinal vein occlusion. Eye (Lond). 2016, 30(6):888–893.

[17] Shahlaee A, Samara WA, Hsu J, et al. In vivo assessment of macular vascular

density in healthy human eyes using optical coherence tomography angiography. Am J Ophthalmol. 2016, 165:39–46.

[18] Park JJ, Soetikno BT, Fawzi AA. Characterization of the middle capillary plexus using optical coherence tomography angiography in healthy and diabetic eyes. Retina. 2016, 36 (11):2039–2050.

[19] de Carlo TE, Salz DA, Waheed NK, et al. Visualization of the retinal vasculature using wide-field montage optical coherence tomography angiography. Ophthalmic Surg Lasers Imaging Retina. 2015, 46(6):611–616.

[20] Zhang Q, Lee CS, Chao J, et al. Wide-field optical coherence tomography based microangiography for retinal imaging. Sci Rep. 2016, 6:22017.

[21] Zhang M, Hwang TS, Campbell JP, et al. Projection-resolved optical coherence tomographic angiography. Biomed Opt Express. 2016, 7(3):816–828.

（娜日莎　译，惠延年　审校）

第9章
OCTA 与视网膜静脉阻塞

Mostafa Hanout, Paulo Ricardo Chaves de Oliveira, Alan R. Berger

概要：

视网膜静脉阻塞疾病（RVO）以血管变化为特征，包括中央或分支视网膜静脉的扩张和充血、视网膜出血、视网膜内或视网膜下积液，以及不同程度的视网膜缺血。如果血管的改变影响中央黄斑区，RVO 会引起不同程度的视力丧失。眼底荧光素血管造影是评估 RVO 视网膜血管变化成像技术的金标准；然而，这是一种侵入性技术，缺乏关于更深层血管网的信息。OCT 是一种广泛应用的成像工具，可提供视网膜的高分辨率横断面扫描。OCTA 在目前已成为一种新型非侵入性成像模式，可以生成完整的视网膜血管图，允许准确评估 RVO 的视网膜血管。近来的研究表明，OCTA 是一种杰出的显像方式，可显示与 RVO 有关的血管异常，包括 FAZ 的扩大和破坏、黄斑水肿、微动脉瘤形成、血管环、静脉－静脉侧支循环形成、毛细血管无灌注和异常的视网膜新生血管。由于其新颖性，OCTA 还没有广泛地应用于视网膜实践中。尽管有其局限性，比如视野范围小，但 OCTA 仍然比常规的荧光素血管造影有优势。此外，它是第一个可以将深层血管网可视化的非侵入性成像模式。

关键词：

相干光层析成像，血管造影，视网膜静脉阻塞，浅表血管网，深层血管网

9.1 引言

视网膜静脉阻塞是一种血管性疾病，其特征在于中央或分支视网膜静脉的扩张和充血、视网膜出血、视网膜内或视网膜下积液，以及不同程度的视网膜缺血。RVO 是视网膜血管性视力丧失的一种很常见的原因，仅次于糖尿病视网膜病变[1,2]。几项基于人群的研究报道了不同种族人群 RVO 发病率的不同估计，范围为 0.3%～2.3%[3-6]。

RVO 的显著视力丧失通常是由于黄斑水肿、黄斑缺血性改变或视网膜新生血管的并发症引起。FA 是目前评估视网膜血管系统的金标准成像技术。FA 可以对 RVO 的血管异常进行评估，比如视网膜灌注状态、视网膜新生血管、血管充盈延迟，以及由异常血管通透性继发的视网膜内液体渗漏[7,8]。在不算严重的非缺血型 RVO，FA 显示沿视网膜静脉着色、微动脉瘤、视神经乳头毛细血管

扩张，偶尔还有微小的毛细血管无灌注区。在更严重的缺血型RVO，FA通常显示明显的弱荧光，提示为毛细血管无灌注或弥漫性视网膜出血的遮蔽[9]。然而，静脉内荧光素血管造影是侵入性的，涉及静脉注射荧光素化学染料相关的不良事件的风险，如恶心、呕吐以及罕见的过敏反应。此外，由于浅表层血管系统的荧光遮挡，FA不可能检测和评估更深层的视网膜血管[7]。

OCT是一种非侵入性成像技术，可提供视网膜多层的高分辨率的结构地形图像[10]。OCTA是近期的一项新进展，它通过比较连续横切面B-扫描之间的OCT信号的强度和（或）反射光波的相位变化的去相关（变化），检测红细胞运动以构建脉络膜视网膜血管的高分辨率、三维正面血管造影图像。生成的血管造影照片也可以与相应的高分辨率OCT B-扫描相关联，以获得更好和更全面的评估[11]。作者具有使用商用设备Optovue XR Avanti及AngioVue软件的经验。使用此系统，可以获取2 mm×2 mm、3 mm×3 mm、6 mm×6 mm和8 mm×8 mm的正面区域图像。由于无论扫描的区域大小，都获取相同数量的B-扫描，因此观察视野越大，扫描分辨率越低。与FA相比，3 mm×3 mm扫描提供更高的分辨率，却没有全身并发症的风险。

9.2 中心凹无血管区评估

在生理学上，FAZ是一个无毛细血

管的圆形区域，直径为450～600 μm，位于视网膜毛细血管环所包围的中心凹的中心[12]。在RVO，FAZ发生不同的形态改变，特别是在缺血型病变更明显，其特征是FAZ环的破坏和扩大。FAZ扩大提示中心凹黄斑缺血[13]。邻近FAZ环的血管也可能显示血管减少、迂曲、环形成或微动脉瘤形成（图9.1a～e）。OCTA扫描的高分辨率使其更容易检测到FAZ的变化，并使其更清楚地描绘出微血管畸形，但FA检测可能因染料渗漏所掩盖[14]。

OCTA是第一种能够无侵入性地评估深层血管网（DVP）的成像方式。有越来越多的科学证据支持这样的观点，即FAZ在RVO的变化，尤其是FAZ环

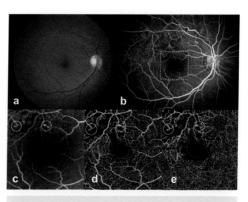

图9.1 55岁女性患者右眼颞上分支视网膜静脉阻塞18个月的FAZ细节。（a）彩色眼底照相。（b）静脉期荧光素血管造影。（c）在（b）中黄方块内放大的荧光素血管造影图像；OCTA在（d）浅表层和（e）深层血管网水平显示FAZ（蓝虚线）扩大及其正常轮廓被破坏。（d）和（e）还显示无灌注区（红星号），血管环或弯曲以及有微动脉瘤（黄圆圈）

的破坏和扩大，常常在 DVP 水平更为显著[15]。这一发现在 FA 被掩盖了，只能由 OCTA 评估。近来一项临床研究显示，与正常健康眼相比，使用 OCTA 测量的 RVO 患者眼中，FAZ 最大直径呈统计学意义的显著扩大（$P < 0.008$）。而且，同一研究显示，最佳矫正视力（BCVA）和由 OCTA 在 DVP 水平上测得的 FAZ 最大面积之间有很强的相关性，由此突出显示 OCTA 在 DVP 评估中的重要性日益增加（图 9.1c～e）[16]。

9.3　黄斑水肿

在 RVO，黄斑水肿是一种常见体征，可能存在于此病的缺血型和非缺血型中。它是分支和中央 RVO 视力丧失的最常见原因。大多数 CRVO 患者发生黄斑水肿，而 BRVO 患者黄斑水肿的发生率为 5%～15%[17,18]。

常规 FA 显示黄斑水肿呈囊腔样形态或造影中至晚期的染料渗漏。然而，OCT 在量化和监测 RVO 患者的黄斑水肿方面更有用，也更常用，这对于决策是否治疗或观察的至关重要[19]。OCTA 具有分层优势，使用横切面高分辨率 OCT B-扫描对浅表血管网（SVP）和 DVP 进行正面扫描。黄斑水肿的囊腔在 OCTA 上表现为界限呈圆形或椭圆形区域，边界光滑，无 OCT 信号，位于浅表层或深层血管网水平，与 OCT B-扫描的视网膜内囊肿一致（图 9.2a～c）。

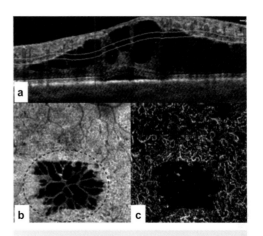

图9.2　一例视网膜中央静脉阻塞的黄斑水肿。（a）横切面OCT显示视网膜内囊肿的低反射区。（b）OCT正面和（c）OCTA深层血管网水平显示界限清晰的圆形或椭圆形区域，边界光滑，无OCT信号，对应于视网膜内囊腔（蓝虚线圆）

9.4　视网膜灌注和血管异常评估

RVO 常见毛细血管无灌注区和微血管改变，如毛细血管扩张、微动脉瘤和静脉－静脉侧支通路。传统的 FA 是在 RVO 疾病中显示血管异常的有用工具，如阻塞的视网膜静脉充盈延迟、毛细血管无灌注、微动脉瘤、黄斑水肿或视网膜新生血管。然而，黄斑水肿内致密的视网膜出血和（或）弥漫性染料渗漏形成的荧光池可掩盖微血管的细节，使 FA 图像的解读更加困难。另外，深层血管网不能看到[20]。近来发表的一项回顾性观察病例系列研究，研究了 OCTA 与常规 FA 相比，检测 BRVO 继发黄斑水肿患者的视网膜无灌注区和微血管变化的能力。研究发现 OCTA

在几个方面都优于FA[21]。在研究的28只眼中，OCTA检测到28只眼中都有无灌注区，而FA只检测到18只眼的无灌注区。而且，由OCTA和FA检测的结果分别，是浅表层毛细血管扩张13只眼和11只眼，深层毛细血管扩张28只眼和11只眼，侧支血管18只眼和16只眼，微动脉瘤13只眼和14只眼（图9.3a～e）。除了微动脉瘤之外，OCTA在检测无灌注区和所有微血管结构异常方面似乎比FA

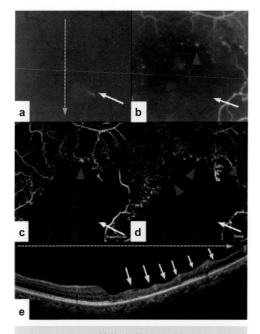

图9.3　63岁男性患者的多模式评估，左眼缺血型分支视网膜静脉阻塞13个月，视力20/200。（a）彩色眼底照相显示黄斑区影子血管（白箭号）存在。绿虚线指示在（e）中所示OCT横切面的位置。（b）荧光素血管造影、OCTA（c）浅表血管网和（d）深层血管网显示无灌注（白箭号）血管。微动脉瘤也有显示（蓝箭头）。（e）在下部黄斑的横切面OCT上可见神经感觉层视网膜萎缩（黄箭号）

更敏感。这在评估毛细血管无灌注和深层毛细血管扩张方面尤为明显。这些发现可以用以下事实来解释：在染料渗漏存在下，无灌注区可能更难以看到，并且FA不能检测到深层毛细血管网，相信在深层血管网比浅表血管网显示得更显著。图9.3a～e显示由OCTA检测到的视网膜缺血的体征。

Optovue OCT-A系统（带有AngioVue软件的Optovue XR Avanti）可以自动测量OCTA扫描中的血管密度。图像可以分为9个扇形网格，并且可以在整个扫描和网格的每个扇区中测量血管密度。彩色编码的血管密度地图可以通过与无血流相对应的深蓝色区域生成，以便于检测无灌注区（图9.4）[22]。OCTA也可以观察视网膜前新生血管，其细节不会因染料渗漏而被掩盖（图9.5），如常规FA观察的那样。

9.5　视神经乳头评估

OCTA可以检测继发于RVO的视神经乳头异常。可通过OCTA检测到轮廓清晰的视神经乳头睫状旁路血管，而在彩色眼底照相或FA上，由于视网膜或视神经乳头火焰状出血，这些血管是模糊的（图9.6）。同样，OCTA可以精确地评估视神经乳头新生血管。

9.6　结论

OCTA比常规的FA已经在多方面显

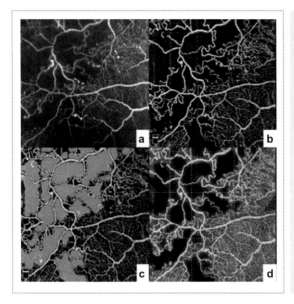

图9.4　在商用OCTA机器（带有AngioVue软件的Optovue XR Avanti）中评估无血流面积和血管密度，与图9.3中为同一患者。（a）黄斑上方局部区域放大的荧光素血管造影。（b）浅表血管网水平3 mm×3 mm的OCTA。可见血管迂曲，侧支血管形成及毛细血管无灌注区。（c）手动选择，随后自动计算浅表血管网的毛细血管丢失/无灌注区。（d）在整个扫描和每个网格图案区中自动计算血管密度。提供彩色编码地图，其中深蓝色区域表示无血流

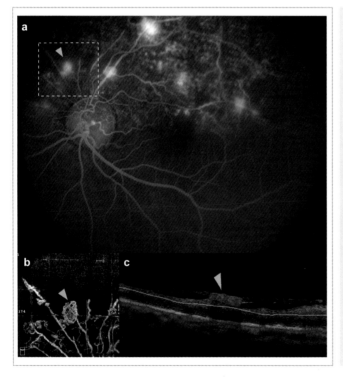

图9.5　69岁男性患者慢性分支视网膜静脉阻塞伴视网膜前新生血管。（a）在荧光素血管造影观察到多个视网膜前新生血管渗漏区。（b）对应于（a）中黄虚线正框的3 mm×3 mm OCTA，显示视网膜前新生血管复合体（绿箭头）的细节，其在荧光素血管造影图像中完全被染料渗漏遮蔽。（c）横切面OCT B-扫描和血管重叠（红点显示血流存在）勾画出显示在（b）的OCTA分层边界，包括视网膜前新生血管复合体（绿箭头）和浅表层血管网

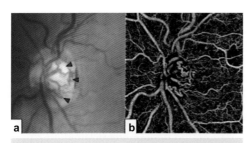

图9.6　51岁女性患者左视网膜中央静脉阻塞伴视神经乳头睫状静脉短路13个月。（a）彩色眼底照片。（b）视神经乳头的OCTA清楚显示视神经乳头睫状血管短路（蓝箭头）

示出对例如 RVO 的视网膜血管疾病诊断的优势。其优点包括图像的快速非侵入性获取，没有全身不良反应，FAZ 区的自动量化，OCT B- 扫描的切面交叉对照，这使得结构性和血管性评估成为可能，最重要的是评估深层血管网。然而，OCTA 尚未成为大多数视网膜实践中可用的标准诊断方法。成像技术的创新性和稀少的科学临床数据，可能是未被广泛应用的部分原因。OCTA 的主要局限性，除了观察的小视野和运动伪影外，还包括不能评估动态循环和显示血管渗漏区。该技术的持续发展和进一步研究，将解决这些技术的局限性并准予更好的应用。

参考文献

[1] Ho M, Liu DT, Lam DS, et al. Retinal vein occlusions, from basics to the latest treatment. Retina. 2016, 36(3):432–448.

[2] Woo SC, Lip GY, Lip PL. Associations of retinal artery occlusion and retinal vein occlusion to mortality, stroke, and myocardial infarction: a systematic review. Eye (Lond). 2016, 30(8):1031–1038.

[3] Mitchell P, Smith W, Chang A. Prevalence and associations of retinal vein occlusion in Australia. The Blue Mountains Eye Study. Arch Ophthalmol. 1996, 114(10):1243–1247.

[4] Klein R, Moss SE, Meuer SM, et al. The 15-year cumulative incidence of retinal vein occlusion: the Beaver Dam Eye Study. Arch Ophthalmol. 2008, 126(4):513–518.

[5] Klein R, Klein BE, Moss SE, et al. The epidemiology of retinal vein occlusion: the Beaver Dam Eye Study. Trans Am Ophthalmol Soc. 2000, 98:133–141, discussion 141–143.

[6] Liu W, Xu L, Jonas JB. Vein occlusion in Chinese subjects. Ophthalmology. 2007, 114(9):1795–1796.

[7] Spaide RF, Klancnik JM, Jr, et al. Retinal vascular layers imaged by fluorescein angiography and optical coherence tomography angiography. JAMA Ophthalmol. 2015, 133(1): 45–50.

[8] Rogers S, McIntosh RL, Cheung N, et al. International Eye Disease Consortium. The prevalence of retinal vein occlusion: pooled data from population studies from the United States, Europe, Asia, and Australia. Ophthalmology. 2010, 117(2): 313–319.e1.

[9] The Central Vein Occlusion Study Group. Natural history and clinical management of central retinal vein occlusion. Arch Ophthalmol. 1997, 115(4):486–491.

[10] Keane PA, Sadda SR. Retinal imaging in the twenty-first century: state of the art and future directions. Ophthalmology. 2014, 121(12):2489–2500.

[11] Subhash HM, Leahy MJ. Microcirculation imaging based on full-range high-speed spectral domain correlation mapping optical coherence tomography. J Biomed Opt. 2014, 19(2): 21103.

[12] Chui TY, Zhong Z, Song H, et al. Foveal

avascular zone and its relationship to foveal pit shape. Optom Vis Sci. 2012, 89(5):602–610.

[13] Parodi MB, Visintin F, Della Rupe P, et al. Foveal avascular zone in macular branch retinal vein occlusion. Int Ophthalmol. 1995, 19(1):25–28.

[14] Novais EA, Waheed NK. Optical coherence tomography angiography of retinal vein occlusion. Dev Ophthalmol. 2016, 56:132–138.

[15] Coscas F, Glacet-Bernard A, Miere A, et al. Optical coherence tomography angiography in retinal vein occlusion: evaluation of superficial and deep capillary plexa. Am J Ophthalmol. 2016, 161:160–171.e1, 2.

[16] Wons J, Pfau M, Wirth MA, et al. Optical coherence tomography angiography of the foveal avascular zone in retinal vein occlusion. Ophthalmologica. 2016, 235(4): 195–202.

[17] McIntosh RL, Rogers SL, Lim L, et al. Natural history of central retinal vein occlusion: an evidence-based systematic review. Ophthalmology. 2010, 117(6):1113–1123.e15.

[18] Rogers SL, McIntosh RL, Lim L, et al. Natural history of branch retinal vein occlusion: an evidence-based systematic review. Ophthalmology. 2010, 117(6):1094–1101.e5.

[19] Lerche RC, Schaudig U, Scholz F, et al. Structural changes of the retina in retinal vein occlusion: imaging and quantification with optical coherence tomography. Ophthalmic Surg Lasers. 2001, 32(4):272–280.

[20] Mendis KR, Balaratnasingam C, Yu P, et al. Correlation of histologic and clinical images to determine the diagnostic value of fluorescein angiography for studying retinal capillary detail. Invest Ophthalmol Vis Sci. 2010, 51(11):5864–5869.

[21] Suzuki N, Hirano Y, Yoshida M, et al. Microvascular abnormalities on optical coherence tomography angiography in macular edema associated with branch retinal vein occlusion. Am J Ophthalmol. 2016, 161:126–132.e1.

[22] Samara WA, Shahlaee A, Sridhar J, et al. Quantitative optical coherence tomography angiography features and visual function in eyes with branch retinal vein occlusion. Am J Ophthalmol. 2016, 166:76–83.

（贾慧珍 译，惠延年 审校）

第10章
OCTA 与中心性浆液性脉络膜视网膜病变

Wasim A. Samara, Carl D. Regillo, Allen C. Ho

概要：

本章介绍 OCTA 在急性和慢性中心性浆液性脉络膜视网膜病变（CSC）中的发现。CSC 是一种相对常见的视力丧失原因，通常影响中年男性。鉴于认为 CSC 疾病的活动性存在于脉络膜血管结构中，所以获取关于视网膜和脉络膜循环的深度分辨信息能力对于此病特别重要。OCTA 看起来是一种有前景的技术，因为它避免了静脉内染料注射的需要，并且能提供有关视网膜和脉络膜血流的深度分辨三维信息。此外，已证实 OCTA 对于慢性 CSC 合并 CNV 的病例非常有用，对其检出率与侵入性的常规成像模式相当。由于非侵入的性质，OCTA 至少可以考虑作为 CSC 伴疑似 CNV 病例检查的第一步，甚至可能会在不久的将来取代荧光素血管造影。尽管如此，在 CSC 中 OCTA 扫描的解读应慎重进行，因为破坏的视网膜解剖可能会导致分层错误。

关键词：

急性中心性浆液性脉络膜视网膜病变，慢性中心性浆液性脉络膜视网膜病变，OCTA，FA，ICGA，脉络膜新生血管

10.1 引言

中心性浆液性脉络膜视网膜病变是一种以视网膜神经感觉层浆液性脱离为特征的疾病，有时伴有 RPE 脱离[1,2]。浆液性脱离是由于通过 RPE 的液体渗漏引起，通常发生在黄斑，导致中心视力丧失[1]。少数危险因素与 CSC 相关，包括全身糖皮质激素使用、A 型性格、妊娠和内源性库欣综合征，大部分 CSC 病例发生在年轻男性[2]。虽然对其病理生理机制尚未完全了解，但不同的成像模式显示 CSC 中视网膜下积液（SRF）源于脉络膜血管的高通透性和充血，导致 SRF 通过功能障碍的 RPE 渗漏[3]。

CSC 可以分为两型：急性和慢性变异型[1]。急性 CSC 通常表现为突然的视力丧失，而自发消退在急性 CSC 是常见的，慢性变异型通常是渐进性的，伴有的 SRF 持续存在 3 个月以上[2,4]。急性型以 RPE 局部渗漏为特征，渗漏点在 FA 上清晰可见[2,4]。慢性型的特征是在 FA 和 ICGA 上明显的多灶性弥漫性渗漏，另外还有广泛的 RPE 改变[1]。慢性型持续性浆液性脱离导致进行性光感受器受损，这可解释与

急性型比较，慢性型更差的视力后果[5]。慢性 CSC 还可能伴有 CNV[1]。

FA 和 ICGA 已成为评估 CSC 血管结构的常规成像方式。但是，这些检查仍然是侵入性的，耗时并有潜在的副作用[6]。近来，OCTA 的发展可以快速且非侵入地对视网膜和脉络膜血管进行三维观察。该技术运用了称为"分频幅去相关血管造影术"的算法，它能够无须染料注射，通过利用血流的去相关与静态组织之间的对比度，提取血流信号，将血管结构成像[7]。在本章中，我们描述 OCTA 在 CSC 患眼中的发现。此外，我们简要回顾目前有关 OCTA 在 CSC 中应用的文献。值得注意的是，在本章中所展示的 OCTA 扫描使用商售的 RTvue XR Avanti 频域 OCT 设备及 AngioVue 软件获得。

10.2 急性中心性浆液性脉络膜视网膜病变

在急性 CSC，OCTA 显示在浅表层（SCP）和深层毛细血管网（DCP）水平没有血流异常（图 10.1）。然而，在解读任何一例 CSC 的 OCTA 扫描之前，至关重要的是，要认识到由于视网膜神经感觉层的脱离，会引起分层错误，影响扫描的解读。在阅读扫描图像之前，应确保联合登记的 B- 扫描上分层线对应于正确的视网膜层。当在 SCP 或 DCP 中看到血流异常时，这些可由前面提到的分层错误来解释。在校正分层后，可看

到正常血流模式。

在脉络膜毛细血管水平（RPE 下 30 ~ 60 μm），OCTA 显示血流异常。首先，在浆液性视网膜脱离（SRD）区下方，可见脉络膜血流增加区，是代表疾病活动性的区域（图 10.1）。其次，对应于 SRD 区，可见血流明显减少的一个暗区。我们假设这个区域不是真正的脉络膜血流减少，而是因为 SRD 上方光线衰减造成的伪影。或者，是由外层脉络膜血管扩张对脉络膜毛细血管的压缩，可引起局灶性萎缩伴血流实际上减少[8]。

近来的研究已用 OCTA 描述急性 CSC 中的血管改变。Feucht 及同事观察到，在 SCP 和 DCP 水平未见血管异常。在脉络膜毛细血管层，描述到不规则的血流模式，伴有高灌注区包围的低灌注区[9]。另一项研究也发现，脉络膜毛细血管显示一个明显血流减少区，被血流增加区所包围[10]。

重要的是要注意，由于目前的频域 OCTA 设备不能对脉络膜准确成像，先前描述的 OCTA 在脉络膜毛细血管水平的变化是非特异性的。这部分是由于 RPE 的高反射限制了光束穿入脉络膜。此外，目前的设备使用的是短波长，这也限制了穿透脉络膜。然而，利用较长波长的扫频 OCTA（SS-OCTA）的开发，与当前可用的 SD-OCT 设备使用的光源相比，将能够增强光的穿透性，改善脉络膜血流的可视化。

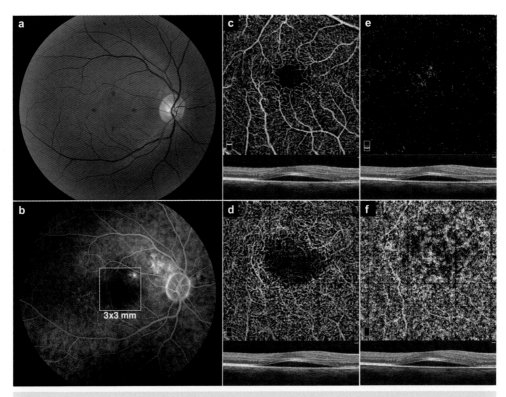

图10.1　48岁男性，主诉视物模糊1周，诊断为急性中心性浆液性脉络膜视网膜病变的右眼多模式成像。（a）眼底影像显示浅的浆液性视网膜脱离(SRD；箭号)。（b）晚期 FA画面显示黄斑针尖样渗漏(箭号)。（c～f）在商用RTvue XR Avanti设备上用AngioVue OCTA软件采集到的、以中心凹（顶部）为中心的3 mm×3 mm的OCTA扫描，连同共同登记的B−扫描，显示每一OCTA扫描的各自分层（底部）。（c, d）OCTA在 (c) 浅表层和 (d) 深层毛细血管网的扫描具有正常血流模式。（e）在外层视网膜的OCTA扫描显示微量血流，是由于来自浅表层和深层毛细血管血流的投射伪影。（f）脉络膜毛细血管水平的OCTA显示，脉络膜血流增加区在相当于SRD之上的黑色区（黄线踪迹）

10.3　慢性中心性浆液性脉络膜视网膜病变

在慢性 CSC，OCTA 显示与急性型相似的正常视网膜循环（SCP 和 DCP）。在脉络膜水平，OCTA 显示与 ICGA 上所见异常相应的不规则血流模式（图 10.2）。脉络膜毛细血管显示被高灌注区包围的低灌注区。较早的研究已经证实，脉络膜毛细血管局部充盈缺损，伴有扩张小动脉和小静脉[3]。这些脉络膜毛细血管改变似乎在 SRF 消退后仍然存在。

慢性 CSC 伴 CNV 的诊断通常具有挑战性，因为许多临床特征是与有和无 CNV 的 CSC 两者共有的。这些改变包括 RPE 脱离、视网膜内或 SRF、视网膜萎缩以及在 FA 或 ICGA 上看到的弥漫性不规则强荧光[11]。OCTA 对这些病例非常有用，特别是当 RPE 轮廓不规则并伴有 RPE 脱离时，可以排除可能的 CNV（图 10.2）。近来 OCTA 已显示出在不同疾病中发现 CNV 的敏感性和特异性。值得注意的是，对本章中提供的扫描图像，外层视网膜的自动分层线经过了手动校正，那里的内边界设定为在外丛状层的外界，外边界设定为在如前所述的 Bruch 膜水平[11]。已显示能增加 OCTA 检测伴随 CNV 的

敏感性[11]。在健康眼，外层视网膜没有任何血管结构，因此不期望 OCTA 在外层视网膜水平显示血流信号，这使得在这一层次识别 CNV 病变更容易。

CSC 伴有 CNV 显示出不同的形态，或界限清晰的（海扇形血管），或界限不清的图形（图 10.3，图 10.4）。在用抗血管内皮生长因子（抗 VEGF）治疗后的随访中，OCTA 显示血管病灶中 CNV 大小

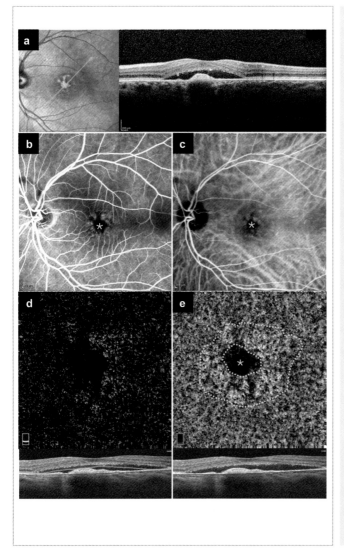

图10.2　59岁女性，左眼慢性中心性浆液性脉络膜视网膜病变，之前经光动力疗法治疗的多模式成像。（a）放射状SD-OCT扫描显示，浆液性视网膜脱离和不均一的高反射视网膜色素上皮脱离（RPED，星号）。（b）晚期FA画面显示多个渗漏点围绕在继发于RPED的染料遮蔽区（星号）。（c）晚期ICGA画面显示异常脉络膜血管扩张，伴继发于RPED的染料遮蔽区（星号）。（d,e）在商用RTvue XR Avanti设备上用AngioVue OCTA软件采集到的、以中心凹为中心的3 mm×3 mm的OCTA扫描（顶部），连同共同注册的B-扫描显示每一OCTA扫描的各自分层（底部）。（d）在外层视网膜水平的3 mm×3 mm OCTA扫描，显示没有相当于RPED（星号）区的阴影样伪影的血流，排除伴有脉络膜新生血管的可能。（e）脉络膜毛细血管水平的OCTA扫描，显示继发于RPED（星号）的阴影样伪影被脉络膜血流增加区包绕（黄线标记）

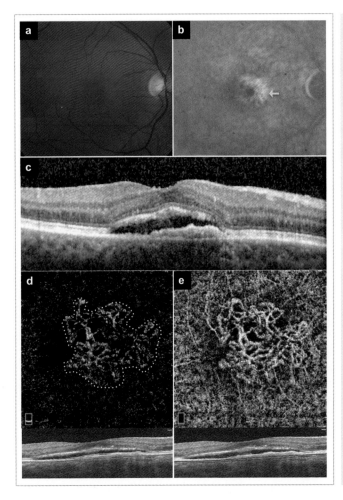

图10.3 68岁男性，右眼慢性中心性浆液性脉络膜视网膜病变并发1型CNV的多模式成像。（a）眼底图像显示黄斑慢性视网膜色素上皮改变。（b）晚期FA画面显示CNV是在视网膜下染料渗漏区（箭号）。（c）经过中心凹的水平SD-OCT扫描，显示浆液性视网膜脱离，伴不规则的视网膜色素上皮脱离。（d,e）在商用RTvue XR Avanti设备上用AngioVue OCTA软件采集到的、以中心凹为中心的3 mm×3 mm的OCTA扫描（顶部）连同共同注册的B-扫描，显示每一OCTA扫描的各自分层（底部）。（d）外层视网膜3 mm×3 mm OCTA扫描，显示一个代表CNV的清晰的血管网（黄线踪迹）的存在。（e）CNV也可见于脉络膜毛细血管平面进行的OCTA扫描上

减小，以及血管吻合减少，这使OCTA在治疗后的纵向随访中非常有用（图10.4）。此外，最新的OCTA软件升级能精确测量CNV的大小。

近来的一项研究表明，OCTA在检测慢性CSC病例的CNV优于其他成像模式。作者证实了12只研究眼中7眼（58%）的CNV。有趣的是，这些CNV病灶对应于ICGA上的高通透性区域。此外，CNV病灶对应于B-扫描上的小波浪状的RPE脱离[12]。该研究中的CNV病灶只有用OCTA能检测到，而用FA或ICGA不易检测到[12]。另一项研究着眼于OCTA在慢性CSC中检测CNV的敏感性。研究人员能够检测到FA检测到的所有CNV病变，达到100%的敏感度[11]。

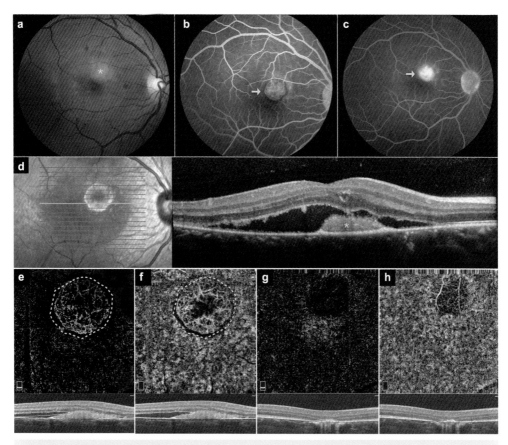

图10.4　22岁男性有长期局部使用糖皮质激素乳膏病史，一眼慢性中心性浆液性脉络膜视网膜病变并发2型CNV的多模式成像。（a）眼底图像显示浆液性视网膜脱离（SRD；箭号），伴相关的视网膜下病灶（星号）。（b）早期FA画面显示CNV就在视网膜下强荧光区（箭号）。（c）在FA晚期画面上，早期看到的强荧光区出现强烈的染料渗漏（箭号）。（d）水平SD-OCT扫描显示SRD和2型CNV（星号）。（e~h）在商用RTvue XR Avanti设备上用AngioVue OCTA软件采集到的、以中心凹为中心的3 mm×3 mm的OCTA扫描（顶部），连同co-registered B-扫描显示每一OCTA扫描的各自分层（底部）。（e，f）外层视网膜水平（e）和脉络膜毛细血管水平（f）的OCTA显示代表CNV的清晰的血管网（黄线标记）。（g，h）在玻璃体内抗血管内皮生长因子（抗VEGF）注射治疗后的随访中，反复扫描（g）外层视网膜水平和（h）脉络膜毛细血管水平显示CNV大小减小，流量减少（箭号）

参考文献

[1]　Wang M, Munch IC, Hasler PW, et al. Central serous chorioretinopathy. Acta Ophthalmol. 2008, 86(2):126–145.

[2]　Liew G, Quin G, Gillies M, et al. Central serous chorioretinopathy: a review of epidemiology and pathophysiology. Clin Experiment Ophthalmol. 2013, 41(2):201–214.

[3]　Prünte C, Flammer J. Choroidal capillary and venous congestion in central serous

chorioretinopathy. Am J Ophthalmol. 1996, 121(1):26–34.

[4] Gemenetzi M, De Salvo G, Lotery AJ. Central serous chorioretinopathy: an update on pathogenesis and treatment. Eye (Lond). 2010, 24(12):1743–1756.

[5] Loo RH, Scott IU, Flynn HW, et al. Factors associated with reduced visual acuity during long-term follow-up of patients with idiopathic central serous chorioretinopathy. Retina. 2002, 22(1):19–24.

[6] Yannuzzi LA, Rohrer KT, Tindel LJ, et al. Fluorescein angiography complication survey. Ophthalmology. 1986, 93 (5):611–617.

[7] Jia Y, Tan O, Tokayer J, et al. Split-spectrum amplitude decorrelation angiography with optical coherence tomography. Opt Express. 2012, 20(4):4710–4725.

[8] Yang L, Jonas JB, Wei W. Optical coherence tomography assisted enhanced depth imaging of central serous chorioretinopathy. Invest Ophthalmol Vis Sci. 2013, 54(7): 4659–4665.

[9] Feucht N, Maier M, Lohmann CP, et al. OCT angiography findings in acute central serous chorioretinopathy. Ophthalmic Surg Lasers Imaging Retina. 2016, 47(4):322–327.

[10] Costanzo E, Cohen SY, Miere A, et al. Optical coherence tomography angiography in central serous chorioretinopathy. J Ophthalmol. 2015, 2015:134783.

[11] Bonini Filho MA, de Carlo TE, Ferrara D, et al. Association of choroidal neovascularization and central serous chorioretinopathy with optical coherence tomography angiography. JAMA Ophthalmol. 2015, 133(8):899–906.

[12] Quaranta-El Maftouhi M, El Maftouhi A, Eandi CM. Chronic central serous chorioretinopathy imaged by optical coherence tomographic angiography. Am J Ophthalmol. 2015, 160(3): 581–587.e1.

（娜日莎　译，惠延年　审校）

第 11 章
OCTA 与 2 型黄斑毛细血管扩张症

Alain Gaudric, Valérie Krivosic

概要：

在2型黄斑毛细血管扩张症(MacTel2)，OCTA 显示浅表毛细血管网（SCP）和深部毛细血管网（DCP）的毛细血管扩张和稀疏，比正常的密度减低。虽然在中心凹颞侧的异常更显著，但可能扩大到整个MacTel2 区，尤其是在 DCP。在病程中，新形成的毛细血管在椭圆体带丢失区前方侵入外核层。这往往相当于引流 DCP 和外层视网膜内新生血管的、扩张的直角小静脉形成。在此阶段，中心凹无血管区被牵向颞侧，露头的小静脉通常埋藏在纤维化的和色素性组织中。在更晚期，OCTA 显示在 RPE 表面上的视网膜下血管网，包含在纤维化和色素沉着的斑块中，并将视网膜从 RPE 抬起。

关键词：

2 型黄斑毛细血管扩张症，MacTel2，OCTA，视网膜下新生血管，视网膜内新生血管，椭圆体带

11.1 引言

2 型黄斑毛细血管扩张症（MacTel2）是一种开始于 50 岁的进行性神经胶质血管性黄斑营养不良，并逐渐发展为黄斑萎缩[1]。

当此病出现症状时，一些毛细血管改变就已经存在，特点为"隐匿性"毛细血管扩张，主要在黄斑的颞侧，并且常常、但不总是伴有一支从黄斑颞侧以直角发出的、轻度扩张的小静脉。

毛细血管扩张症与结构性视网膜改变有关，如黄斑色素丢失、内层视网膜变白、视神经纤维层结晶样沉着、中心凹内侧部分的囊腔形成以及外侧空洞。最后，在此病的晚期阶段，视网膜下新生血管可从深部毛细血管网（DCP）增生，并导致视网膜下出血或纤维化[1]。

采用常规的多模式成像可以很好地将 MacTel2 成像[2]。FAF 显示黄斑色素密度的早期改变[3]；蓝反射照片显示内层视网膜变白，像颞侧的弧形斑或占据整个黄斑的椭圆区域[4]；FA 显示在毛细血管扩张的视网膜组织有轻度渗漏和着染，但在囊样黄斑的间隙无充盈；结构 OCT 显示黄斑内层囊肿和外侧空洞。正面 OCT 还显示中心凹附近的椭圆体带（EZ）破坏，内核层和神经节细胞层的微空洞[5]，并扩大到整个"MacTel"区。最后，自适应光

学（AO）显示在 EZ 破坏区，光感受器细胞丢失，但有一些视锥成分存留[6,7]。

OCTA 提供了毛细血管扩张症的新细节，尽管它们仅仅是疾病谱的一部分，却以此命名了此病。

在 OCT 和现代多模式成像时代之前，MacTel2（最初称为特发性旁中心凹毛细血管扩张症[8]）被分为五期，其与现今观察到的异常不太符合。我们因此将使用"早期""中期""晚期"和"萎缩"等术语，来描述毛细血管异常严重程度的不断加重，尽管近来基于 OCTA 已提出了另一种分级系统[9]。

11.2 早期孤立的毛细血管扩张

在早期，眼底检查几乎看不到毛细血管扩张，仅在 FA 上见到极小的渗漏。OCTA 显示中心凹颞侧的浅表毛细血管网（SCP）和 DCP 轻度扩张。在 SCP 和 DCP 的毛细血管密度都在正常值范围之内。引流中心凹颞侧部分的一支小静脉可能轻度扩张（图 11.1）。

在其他病例，毛细血管扩张和不规则的模式更为明显和广泛，尤其在 DCP（图 11.2），并且伴有一些毛细血管膨胀和一支扩张的引流小静脉。在正面影像上，中心凹的颞侧部分存在大的囊腔，还有神经节细胞层和内核层的其他微囊，这相当于 SCP 和 DCP 的小腔隙。总体上，主要在 DCP，有一定程度的毛细血管稀疏，

以及毛细血管密度降低[3,9,10]。

11.3 中期外侧视网膜内新生血管

在中期，一支扩张小静脉出现在黄斑颞侧，引流 SCP 和 DCP 内粗糙的毛细血管簇，这些毛细血管簇通常邻近内层中心凹的囊状间隙（图 11.3）。FAZ 被拉向颞侧[5]，SCP 的毛细血管稀少并扩张。这些毛细血管异常在 DCP 内更显著，由此处它们扩展到整个黄斑区。毛细血管扩张症在 OCTA 比 FA 上看得更好[9,11]。此外，OCTA 显示下层的毛细血管在中心凹颞侧 EZ 缺损区的前方侵入外核层（ONL）。

扩张的小静脉和 FAZ 扭曲可能与视网膜内色素增生有关（图 11.4）。这些色素斑块在彩色照片上清楚可见。在结构 OCT，它们表现为高反射结构，在 EZ 丧失区，几乎占据 FAZ 颞侧的整个视网膜厚度。在 OCT B-扫描上，其血流相对较大，它们位于扩张的毛细血管进入直角小静脉的会聚处[12]。

除了扩张的 DCP 之外，还有另一层新形成的毛细血管侵入 ONL。这不是由于 RPE 上的 ONL 崩溃造成的分层伪像，而是不具有 DCP 相同模式的、真正的额外毛细血管网[9,12-15]。很显然，这些外层视网膜内的新生血管发生在 EZ 损失区的前方[16]。

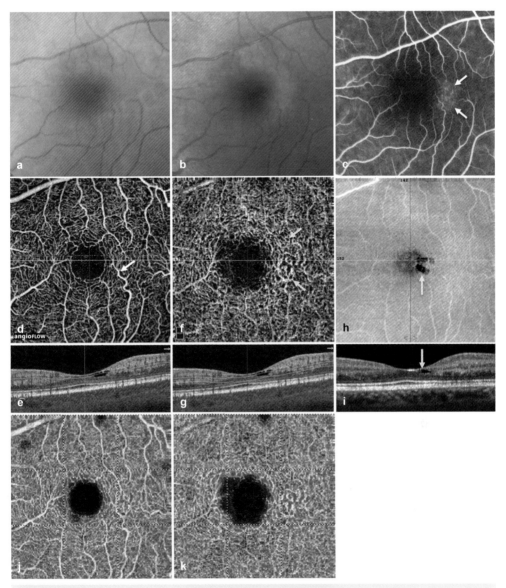

图11.1　早期2型黄斑毛细血管扩张症（MacTel2）伴极轻微的黄斑毛细血管扩张。（a）彩色照片显示黄斑没有明显变化。（b）蓝反射照片影像显示该病的特征，黄斑颞侧弧形斑、内层视网膜变白。（c）在荧光素血管造影，中心凹颞侧（箭号）可见轻度强荧光，没有清楚可见的毛细血管扩张。（d）在浅表毛细血管网（SCP）分层的OCTA显示浅表毛细血管很轻的扩张和稍微弯曲的小静脉（箭号）。（e）相应的OCT B−扫描显示中心凹颞侧仅有一个小的视网膜内囊腔。（f）中心凹颞侧深部毛细血管网（DCP）有小的扩张毛细血管（箭号）。（g）相应的OCT B−扫描上，血流（红点）未出现异常。（h）正面（无血流）影像显示旁中心凹视网膜内囊腔（箭号）及其相应的（i）结构B−扫描。SCP的毛细血管密度（j）和DCP的毛细血管密度（k），都在正常值范围内

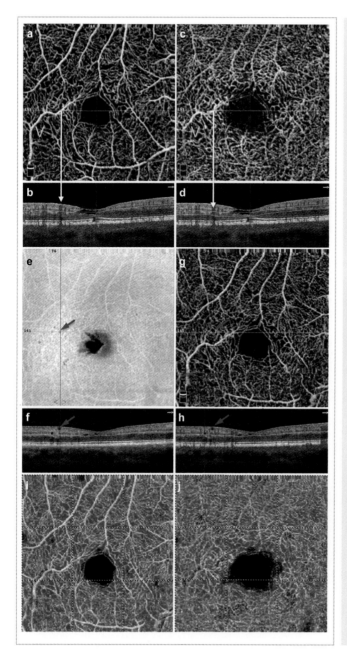

图11.2　早期2型黄斑毛细血管扩张症（MacTel2）伴有黄斑毛细血管和小静脉扩张。（a）在浅表毛细血管网（SCP）分层的OCTA显示一定程度的浅表毛细血管扩张和毛细血管间隙增宽。一支颞侧小静脉（V）轻度扩张（箭号），相应的是（b）OCT B-扫描的血流增加。注意还有中心凹颞侧的小囊腔。（c）深部毛细血管网（DCP）有更显著的深部毛细血管扩张和扩张小静脉（V）的深层部分扩张，与（d）OCT B-扫描的血流增加相对应（箭号）。（e, f）在SCP分层的正面影像（无血流）和对应的OCT B-扫描显示的、位于内层视网膜的不同层面的几个微囊肿（其中之一用箭号标记）。注意还有中心凹颞侧部分的、内层中心凹囊腔的星形模式。（g,h）在DCP的OCTA和对应的OCT B-扫描上，这些微囊肿相当于小的毛细血管缺失（箭号）。（i）SCP的和（j）DCP的毛细血管密度都低于正常

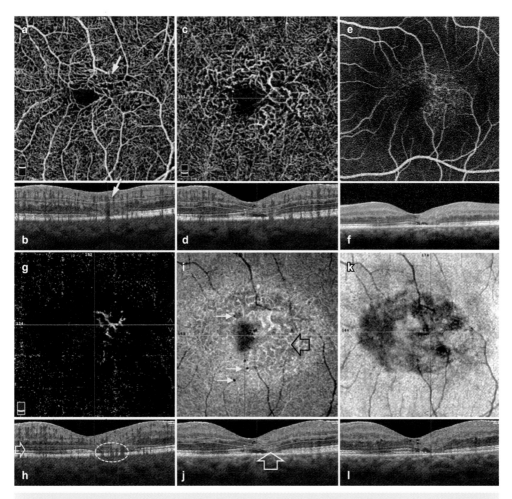

图11.3　中期2型黄斑毛细血管扩张症（MacTel2）伴外层视网膜内新生血管。（a）浅表毛细血管网（SCP）的OCTA显示一支扩张的小静脉以直角从中心凹颞侧（箭号）发出。毛细血管是扩张的，并随血管间隔增加而稀少。FAZ被轻度拉向颞侧。（b）相应的OCT B－扫描通过直角小静脉的末端，显示在该水平（箭号）血流增加。（c, d）深部毛细血管网（DCP）中粗糙的毛细血管和相应的OCT B－扫描。（e, f）荧光素血管造影显示扩张的毛细血管，但没有OCTA和相应的结构OCT B－扫描清楚。（g, h）在外层视网膜（大箭号）的分层用黄色显示异常的毛细血管网（g）对应的血流恰好在（h）OCT B－扫描的视网膜色素上皮（椭圆形）之上。（i）在DCP分层的正面OCT（无血流）。注意无数微囊的存在（其中一些在亮箭号上），和一些可见的扩张的粗糙毛细血管（大箭号）。（j）对应的结构OCT B－扫描显示在视网膜色素上皮上的外核层塌陷（大箭号）。（k）在椭圆体带（EZ）分层的正面OCT；黑色区域对应于EZ丢失。（l）对应的OCT B－扫描用双红线处显示在EZ的分层

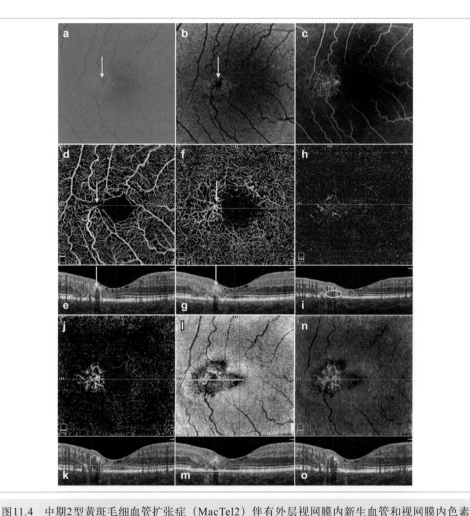

图11.4 中期2型黄斑毛细血管扩张症（MacTel2）伴有外层视网膜内新生血管和视网膜内色素增生。（a）彩色照片显示在中心凹颞侧的一个色素斑（箭号），在（b）无赤光滤过影像看得更好，围绕在扩张的小静脉末端（箭号）。（c）荧光素血管造影显示中心凹颞侧毛细血管扩张。（d）有毛细血管扩张的浅表毛细血管网（SCP）由一支扩张的小静脉引流（箭号）。FAZ扩大并被牵向色素斑和扩张的小静脉。（e）相应的OCT B-扫描显示高血流在视网膜的更深部、露头的扩张小静脉之下（箭号）。（f）深层毛细血管网（DCP）显示粗糙的毛细血管中心凹颞侧的扩张小静脉的起点汇合（箭头）。（g）结构OCT B-扫描显示，在扩张的小静脉末端和包含血流之下的视网膜组织的局部反射增强（箭号），如（e）所见。（h）在内核层后缘分层的OCTA显示DCP最深的毛细血管（紫色）的后面可见一个额外的血管网（黄色）。（i）从（e）在不同水平的、相应OCT B-扫描，显示血流（椭圆）恰在RPE之上。（j）在RPE之上分层的OCTA显示外层视网膜内新生血管网与RPE之上在（k）所见的血流（红点）相对应。（l）在椭圆体带（EZ）分层的正面 OCT，显示对应于EZ的不规则斑片状丢失的黑色区域。绿线相当于（m）中结构OCT B-扫描上看到的EZ丢失。（n）外层视网膜内新生血管网重叠于在EZ分层的正面影像，显示视网膜新生血管在EZ丢失区前有增生。（o）OCTA B-扫描上相应的异常血流

11.4　晚期视网膜下新生血管和纤维化

怀疑视网膜下新生血管在中心凹颞侧视网膜下的纤维组织中，并伴有色素沉着和扩张的小静脉。视网膜下出血也可能与此有关。FA 可显示新生血管膜的轮廓。

在结构 OCT 上，视网膜下血管埋在纤维化斑块中，呈现高反射（图 11.5）。其上的视网膜隆起，或多或少存在水肿。引流

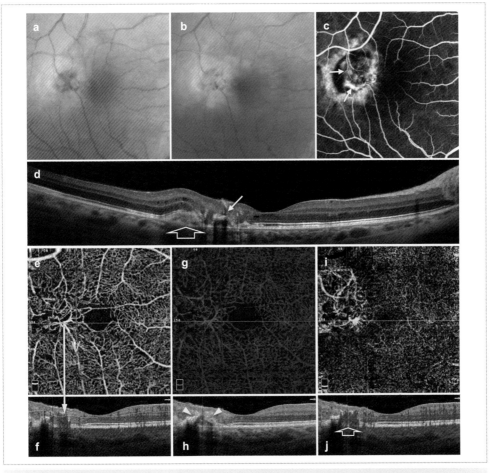

图11.5　晚期2型黄斑毛细血管扩张症（MacTel2）伴视网膜下新生血管和纤维化。（a）彩色照片显示中心凹颞侧视网膜下变白的纤维化斑块和视网膜内色素。（b）蓝反射影像也显示整个黄斑区变白。（c）荧光素血管造影显示视网膜下新生血管膜的特征性外观（箭号）。（d）OCT B-扫描显示中心凹颞侧视网膜下高反射结构（大箭号），在下层视网膜有一些囊样改变。还有一些来自视网膜内色素增生的高反射（小箭号）。（e）浅表毛细血管网的OCTA显示由扩张的小静脉引流的粗糙毛细血管（V），对应于（f）相应的OCT B-扫描上的高血流（箭号）。（g）深层毛细血管网的OCTA显示对应的结构OCT B-扫描（h）被高反射的视网膜内色素所包围（箭号）。（i）在视网膜色素上皮之上分层的OCTA显示对应于（j）中所见的血流（大箭号）的视网膜下新生血管网

扩张的毛细血管和视网膜下新生血管的直角小静脉，与相应 OCT B−扫描上的血管血流一致。一个大的视网膜下新生血管网被含有视网膜内色素的高反射组织包围[17]。在一些发表的文章中已经提出视网膜脉络膜吻合的存在[11,15]，但总的来说，尚无视网膜下新生血管和脉络膜之间存在这样一种连接的足够证据。

11.5　萎缩期

在萎缩期，由于视网膜内囊腔扩大和最后空隙塌陷，黄斑异常变薄。毛细血管密度降低，但毛细血管扩张继续存在，包括继续存在于高度萎缩的神经胶质组织中的外层视网膜内新生血管（图 11.6）。

11.6　结论

在 MacTel2，毛细血管扩张症似乎是继发于神经胶质功能障碍的事实尚未确立，但有一些迹象表明，特殊的形态改变先于血管的变化和功能缺陷，包括中心凹的凹陷不对称、中心凹颞侧部分黄斑色素光密度减低[18]。然而，正如 Gillies 所指出[19]，继发于 Müller 细胞功能障碍的类似神经元和血管发病通路，其原因仍不清楚，可能解释 MacTel2 的病程。在最早的病例，我们已经能够用 OCTA 显示毛细血管的扩张，那是极轻微的，而且 SCP 和 DCP 中的毛细血管密度都在正常值范围内。不过，在所有其他病例中，中心凹颞侧毛细血管都是扩张、不规则的，伴有

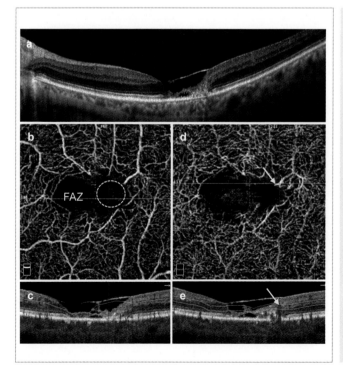

图11.6　萎缩期的2型黄斑毛细血管扩张症（MacTel2）。（a）水平OCT B−扫描显示一个大的中央囊腔，腔顶部分开放，伴显著的视网膜组织丢失。（b）浅表毛细血管网的OCTA显示FAZ增大，邻近的毛细血管缺失区（椭圆形）与（c）相应的OCT B−扫描所见的囊性空间一致。（d）深部毛细血管网的OCTA显示在囊腔边缘（箭号）扩张小静脉突然出现，这与（e）OCT B−扫描的外层视网膜中的血流信号相对应（箭号）。总体上视网膜毛细血管在MacTel区是稀疏的

血管间隙增大且密度降低，这些发现在 DCP 比 SCP 中更显著。扩张的中心凹颞侧小静脉变得可见，主要在正常无血管的外层视网膜新形成的毛细血管增生之时[5]（但有时在之前）。FAZ 被牵向颞侧，对向露头的扩张小静脉。在更晚期的病例，毛细血管改变扩展到整个黄斑区。

为什么在 MacTel2 疾病中，视网膜内新生血管会在正常无血管的 ONL 中增生？原因尚不清楚。已认可的是，进行性光感受器局部丧失可能是继发于 Müller 细胞功能障碍和死亡[1,20]。光感受器的损伤表现为 EZ 和外界膜（ELM）的破坏，尽管在 EZ 损失区已有锥体内节的组织学发现。不过，虽然一些锥体仍存活，但有大量杆体的丢失[20]。此外，我们已经证明，即使没有明显的 EZ 破坏，交叉带的断裂与在 AO 上的锥体密度降低有关[6]。另一项 AO 研究表明，尽管旁中心凹的 EZ 看起来反射性正常，但锥体可能是异常的，而且为无波导向[21]。那么，重要的耗氧者——光感受器的丢失，会引起视网膜毛细血管朝向 RPE 增生，似乎是矛盾的，因为在这些条件下很可能没有缺氧刺激。

然而，几种引起光感受器损伤的动物模型也致使外层视网膜发生异常的血管形成[22-25]，特别是在光感受器丢失或变性区域[22,24]。此外，引起光感受器凋亡、选择性 Müller 细胞消融的转基因小鼠模型，也导致深层视网膜新生血管的生长[26]。事实是，在我们的患者中，深层视网膜毛细血管侵入外层视网膜特别是 EZ 丢失区，被认为是光感受器损伤的标志，这正好符合这种有功能障碍的 Müller 细胞转基因小鼠模型。因此，很可能是缺氧以外的机制促进 MacTel2 患眼外层视网膜毛细血管增生，包括正常情况下由光感受器和 Müller 细胞产生的抗血管内皮及生长因子的丧失[5,16]。

11.7　其他

Gaudric 博士和 V. Krivosic 共同参加了国际 MacTel 项目（http://www.mactel-research.org）。

参考文献

[1] Charbel Issa P, Gillies MC, Chew EY, et al. Macular telangiectasia type 2. Prog Retin Eye Res. 2013, 34:49–77.

[2] Sallo FB, Leung I, Clemons TE, et al. Multimodal imaging in type 2 idiopathic macular telangiectasia. Retina. 2015, 35(4): 742–749.

[3] Zeimer M, Gutfleisch M, Heimes B, et al. Association between Changes in macular vasculature in optical coherence tomography and fluoresceinangiography and distribution of macular pigment in type 2 idiopathic macular telangiectasia. Retina. 2015, 35(11):2307–2316.

[4] Charbel Issa P, Berendschot TT, Staurenghi G, et al. Confocal blue reflectance imaging in type 2 idiopathic macular telangiectasia. Invest Ophthalmol Vis Sci. 2008, 49 (3):1172–1177.

[5] Spaide RF, Suzuki M, Yannuzzi LA, et al. Volume-rendered angiographic and structural optical coherence tomography

angiography of macular telangiectasia type 2. Retina. 2017, 37(3):424–435.

[6] Jacob J, Krivosic V, Paques M, et al. Cone density loss on adaptive optics in early macular telangiectasia type 2. Retina. 2016, 36(3):545–551.

[7] Wang Q, Tuten WS, Lujan BJ, et al. Adaptive optics microperimetry and OCT images show preserved function and recovery of cone visibility in macular telangiectasia type 2 retinal lesions. Invest Ophthalmol Vis Sci. 2015, 56(2):778–786.

[8] Gass JD, Blodi BA. Idiopathic juxtafoveolar retinal telangiectasis. Update of classification and follow-up study. Ophthalmology. 1993, 100(10):1536–1546.

[9] Toto L, Di Antonio L, Mastropasqua R, et al. Multimodal imaging of macular telangiectasia type 2: focus on vascular changes using optical coherence tomography angiography. Invest Ophthalmol Vis Sci. 2016, 57(9):OCT268–OCT276.

[10] Spaide RF, Klancnik JM, Jr, Cooney MJ. Retinal vascular layers in macular telangiectasia type 2 imaged by optical coherence tomographic angiography. JAMA Ophthalmol. 2015, 133(1): 66–73.

[11] Zhang Q, Wang RK, Chen CL, et al. Swept Source optical coherence tomography angiography of neovascular macular telangiectasia type 2. Retina. 2015, 35(11): 2285–2299.

[12] Chidambara L, Gadde SG, Yadav NK, et al. Characteristics and quantification of vascular changes in macular telangiectasia type 2 on optical coherence tomography angiography. Br J Ophthalmol. 2016:bjophthalmol-2015–307941.

[13] Roisman L, Rosenfeld PJ. Optical coherence tomography angiography of macular telangiectasia type 2. Dev Ophthalmol. 2016, 56:146–158.

[14] Spaide RF, Klancnik JM, Jr, Cooney MJ, et al. Volumerendering optical coherence tomography angiography of macular telangiectasia type 2. Ophthalmology. 2015, 122 (11):2261–2269.

[15] Balaratnasingam C, Yannuzzi LA, Spaide RF. Possible choroidal neovascularization in macular telangiectasia type 2. Retina. 2015, 35(11):2317–2322.

[16] Gaudric A, Krivosic V, Tadayoni R. Outer retina capillary invasion and ellipsoid zone loss in macular telangiectasia type 2 imaged by optical coherence tomography angiography. Retina. 2015, 35(11):2300–2306.

[17] Thorell MR, Zhang Q, Huang Y, et al. Swept-source OCT angiography of macular telangiectasia type 2. Ophthalmic Surg Lasers Imaging Retina. 2014, 45(5):369–380.

[18] Charbel Issa P, Heeren TF, Kupitz EH, et al. Very early disease manifestations of macular telangiectasia type 2. Retina. 2016, 36(3):524–534.

[19] Gillies MC, Mehta H, Bird AC. Macular telangiectasia type 2 without clinically detectable vasculopathy. JAMA Ophthalmol. 2015, 133(8):951–954.

[20] Powner MB, Gillies MC, Zhu M, et al. Loss of Müller's cells and photoreceptors in macular telangiectasia type 2. Ophthalmology. 2013, 120(11):2344–2352.

[21] Scoles D, Flatter JA, Cooper RF, et al. Assessing photoreceptor structure associated with ellipsoid zone disruptions visualized with optical coherence tomography. Retina. 2016, 36(1):91–103.

[22] Hasegawa E, Sweigard H, Husain D, et al. Characterization of a spontaneous retinal neovascular mouse model. PLoS One. 2014, 9(9):e106507.

[23] Hu W, Jiang A, Liang J, et al. Expression

of VLDLR in the retina and evolution of subretinal neovascularization in the knockout mouse model's retinal angiomatous proliferation. Invest Ophthalmol Vis Sci. 2008, 49(1):407–415.

[24] Joyal JS, Sun Y, Gantner ML, et al. Retinal lipid and glucose metabolism dictates angiogenesis through the lipid sensor Ffar1. Nat Med. 2016, 22(4):439–445.

[25] Zhao M, Andrieu-Soler C, Kowalczuk L, et al. A new CRB1 rat mutation links Müller glial cells to retinal telangiectasia. J Neurosci. 2015, 35(15):6093–6106.

[26] Shen W, Fruttiger M, Zhu L, et al. Conditional Müller cell ablation causes independent neuronal and vascular pathologies in a novel transgenic model. J Neurosci. 2012, 32 (45):15715–15727.

（贾慧珍　译，惠延年　审校）

第12章
OCTA 与成人型黄斑中心凹卵黄样营养不良

Giuseppe Querques, Adriano Carnevali, Federico Corvi, Lea Querques, Eric Souied, Francesco Bandello

概要：

OCTA 是一种相对新的成像技术，在诊断和随访包括成人型黄斑中心凹卵黄样营养不良（AFVD）在内的视网膜疾病方面正在变得非常有用。不同的 OCTA 层显示对应于卵黄样病灶特定形态的非特异性和特异性改变。与其他成像技术同时评估，如红外影像、FAF、频域 OCT、荧光素血管造影和吲哚菁绿血管造影，对正确评估 OCTA 影像是至关重要的。中心凹下 CNV 可能发生在少数 AFVD 病例。FAF、SD-OCT 和染料血管造影仍然是评估分级和诊断 CNV 的金标准。不幸的是，视网膜下淡黄色物质的聚积使 CNV 诊断困难，因为染料血管造影期间它的遮蔽作用和着染。近来一些研究已显示，OCTA 对检出 AFVD 患者的 CNV 有高度敏感性和特异性。正确解读 OCTA 影像可能被认为是指导 AFVD 疾病随访和治疗决策的有用工具。

关键词：

AFVD，CNV，FA，FAF，ICGA，黄斑，OCTA，视网膜成像

12.1 引言

成人型 AFVD 是最常见的黄斑变性形式之一[1]。AFVD 已被归纳为图形营养不良的异质性组，其中 RPE 受累，同时还有蝶形色素营养不良，RPE 网状营养不良，伪 Stargardt 图形营养不良和粉状眼底[2]。它与 Best 卵黄样黄斑营养不良共有表型特征，但发病是在成人，年龄通常在 40 到 60 岁之间[1,3]。它是一种临床上表现不同、形式多样的疾病，黄斑的视网膜下黄色物质沉积的大小、形状和分布都显示出非常大的变异[4-6]。然而，AFVD 不是一种单基因疾病，涉及的一些基因，如 PRPH2 或 BEST1，也与许多其他疾病有关，如 Best 病、图形营养不良，或蝶形黄斑营养不良[7]。因此，AFVD 的诊断仍然根据临床特征和黄斑成像[7]。

12.2 常规多模式成像

多种成像工具和功能分析都用于 AFVD 的诊断和研究。采用 SD-OCT，

此病的自然病程分为4个阶段：卵黄样期（图12.1～12.8）、假性积脓期（图12.9）、卵黄破裂期（图12.10）和萎缩期，期间患者通常有缓慢的渐进性视力丧失。在卵黄样期，SD-OCT显示，在RPE/Bruch膜和光感受器的椭圆体带（EZ）之间，有穹隆形的、均质的视网膜下高反射物质（图12.1～12.8）。在红外（IR）影像上，卵黄样病灶表现为不均匀的高反射区（图12.2和图12.3）；FAF显示信号增强，但这并非AFVD特有的（图12.1～12.8和图12.10）。假性积脓期的特点是病灶部分液化，相应地，在SD-OCT上，一个低反射区与一个含有残余卵黄样物质的高反射均匀区相结合（图12.9）。这种低反射物质通常聚积在病灶的上方。典型的是，覆盖液化区的外节层呈现出一种不规则的

液面下增厚，代表未被吞噬的、脱落的光感受器外节物质沉积。在卵黄破裂期，病灶变平，大量液体被重吸收，外层视网膜和RPE萎缩明显（图12.10）。在萎缩期，卵黄样物质被完全重吸收，结果光感受器外节和内节萎缩，外核层和RPE萎缩。然而在少数病例，中心凹下CNV可能发生（图12.10）。这种并发症在6年的随访后估计发生率为11.7%[8]。不幸的是，因为视网膜下淡黄色物质的聚积遮蔽作用，使得CNV诊断困难。

在此病早期的FA，由于中心凹卵黄样物质和色素的存在，卵黄样病灶可能遮蔽荧光，而卵黄样物质和色素常常被相当于RPE萎缩区的不完整的透见荧光环所包绕。在FA再循环期，被荧光素染料染色的卵黄样物质常常很明显，并且染色图

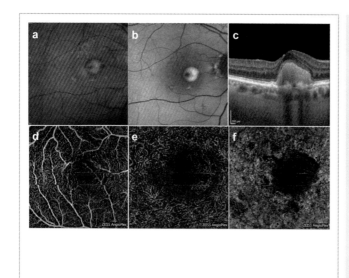

图12.1　成人型黄斑中心凹卵黄样营养不良在卵黄样期的多彩色影像、FAF、SD-OCT和OCTA。多彩色影像显示（a）中央卵黄样物质，和FAF显示（b）中央强自发荧光。（c）SD-OCT显示病灶是视网膜色素上皮/Bruch膜和光感受器椭圆体带之间的高反射物质。在OCTA上，视网膜下物质导致视网膜的（d）浅表层和（e）深层毛细血管网的血管移位，伴有（f）脉络膜毛细血管明显的血管稀少

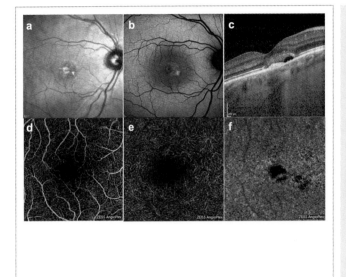

图12.2 成人型黄斑中心凹卵黄样营养不良在卵黄样期的IR反射、FAF、SD−OCT和OCTA。IR反射显示（a）混合的高反射/低反射物质，和FAF显示（b）中央强的自发荧光/弱自发荧光。SD−OCT（c）显示病灶是在视网膜色素上皮/Bruch膜和光感受器椭圆体带之间的高反射物质，伴有一个小的低反射区，它相当于卵黄样物质的早期再吸收。在OCTA上，视网膜下物质造成视网膜（d）浅表层和（e）深层毛细血管网的血管移位，伴有（f）脉络膜毛细血管明显的血管稀少

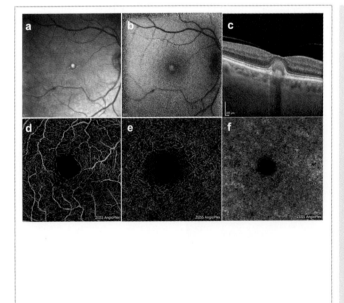

图12.3 成人型黄斑中心凹卵黄样营养不良在卵黄样期的IR反光、FAF、SD−OCT和OCTA。IR反射显示（a）混合的高反射/低反射物质，FAF显示（b）中心强自发荧光/弱自发荧光。SD−OCT（c）显示病变是在视网膜色素上皮/Bruch膜和光感受器椭圆体带之间的高反射物质，伴有一个低反射区域，对应于卵黄样物质的早期再吸收。在OCTA上，视网膜下物质导致视网膜（d）浅表层和（e）深层毛细血管网的血管移位，并且伴（f）脉络膜毛细血管明显的血管稀少

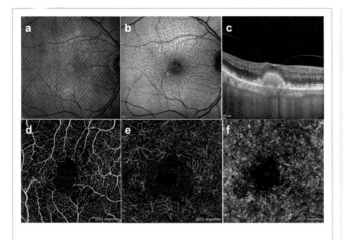

图12.4　假性玻璃膜疣和成人型黄斑中心凹卵黄样营养不良患者在卵黄样期的多彩色影像、FAF、SD-OCT和OCTA。多彩色影像显示（a）中央卵黄样物质，FAF（b）显示中央强自发荧光，伴有后极部的小圆形弱荧光区。结构SD-OCT显示在视网膜色素上皮/Bruch膜和（c）光感受器椭圆体带之间的高反射，伴假性玻璃膜疣的存在。在OCTA上，视网膜下物质导致视网膜（d）浅表层和（e）深层毛细血管网的血管移位，并伴有（f）脉络膜毛细血管明显的血管稀少

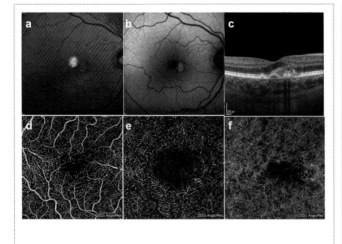

图12.5　假性玻璃膜疣和成人型黄斑中心凹卵黄样营养不良患者在卵黄样期的多彩色影像、FAF、SD-OCT和OCTA。多彩色影像显示（a）中央卵黄样物质，FAF（b）显示中央强自发荧光，伴有后极部的小圆形弱荧光区。SD-OCT显示视网膜色素上皮/Bruch膜和（c）光感受器椭圆体带之间的高反射，伴假性玻璃膜疣存在。在OCTA上，视网膜下物质导致视网膜（d）浅表层和（e）深层毛细血管网的血管移位，并伴有（f）脉络膜毛细血管明显的血管稀少

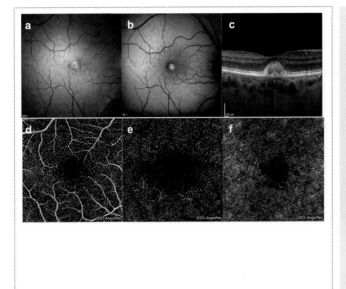

图12.6 成人型黄斑中心凹卵黄样营养不良在卵黄样期的多彩色影像、FAF、OC-OCT和OCTA。多彩色影像显示（a）中央卵黄样物质，FAF显示（b）中央强自发荧光。SD-OCT显示病变在视网膜色素上皮/Bruch膜和（c）光感受器椭圆体带之间的高反射。在OCTA上，视网膜下物质导致视网膜（d）浅表层和（e）深层毛细血管网的血管移位，并伴有（f）脉络膜毛细血管明显的血管稀少

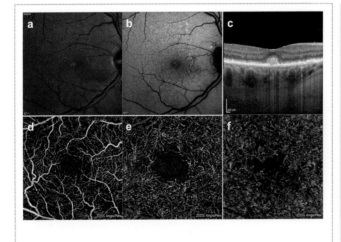

图12.7 成人型黄斑中心凹卵黄样营养不良在卵黄样期的多彩色影像、FAF、SD-OCT和OCTA。多彩色影像显示（a）中心卵黄样物质，（b）FAF显示中心强自发荧光，伴后极部的小圆形弱荧光区域。SD-OCT显示在视网膜色素上皮/Bruch膜和（c）光感受器椭圆体带之间的高反射，伴假性玻璃膜疣存在。在OCTA上，视网膜下物质导致视网膜（d）浅表层和（e）深层毛细血管网的血管移位，并伴有（f）脉络膜毛细血管明显的血管稀少

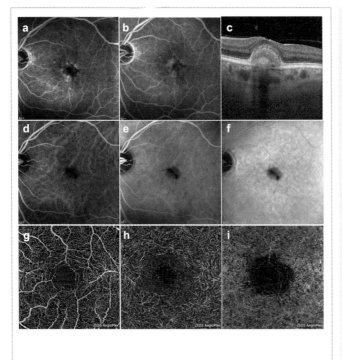

图12.8 成人型黄斑中心凹卵黄样营养不良在卵黄样期的FA、SD-OCT、ICGA和OCTA。（a）早期的FA显示，由于视网膜下物质堆积造成的不均匀强荧光/弱荧光，变成（b）晚期的从边缘向中心的强荧光。（c）SD-OCT显示中心卵黄样物质是在视网膜色素上皮/Bruch膜和光感受器椭圆体带之间的高反射病灶。在ICGA早期（d）、中期（e）和晚期（f）显示弱荧光。在OCTA上，视网膜下物导致视网（g）浅表层和（h）深层毛细血管网的血管移位，伴有（i）脉络膜毛细血管明显的血管稀少

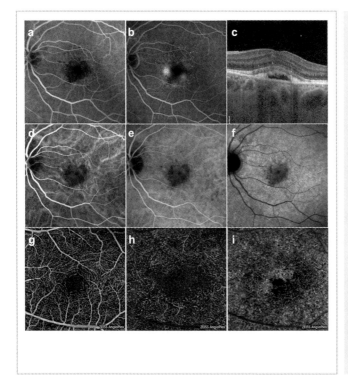

图12.9 成人型黄斑中心凹卵黄样营养不良在假性积脓期的FA、SD-OCT、ICGA和OCTA。（a）早期FA显示由于视网膜下物质堆积造成不均匀强荧光/弱荧光，变为（b）后期从边缘向中心的强荧光。（c）SD-OCT显示，中心卵黄样物质是在视网膜色素上皮/Bruch膜和光感受器的椭圆体带之间的低反射，边界上有一些高反射物质堆积。（d~f）ICGA在早期、中期和晚期显示弱着色。在OCTA上，视网膜下物质导致视网膜（g）浅表层和（h）深层毛细血管网的血管移位，伴有（i）脉络膜毛细血管明显的血管稀少

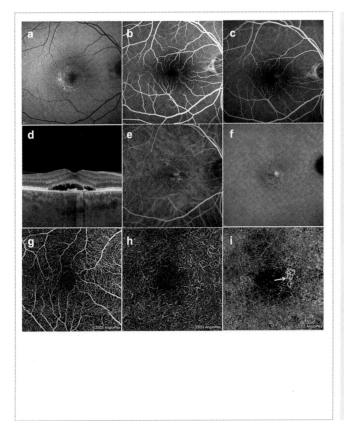

图12.10 成人型黄斑中心凹卵黄样营养不良在卵黄破裂期伴有CNV的FAF、FA、SD-OCT、ICGA和OCTA。FAF显示在（a）黄斑区不均匀的反射/自发荧光物质的堆积。（b,c）FA和（e,f）ICGA显示晚期强荧光区增大（是CNV特有的）。（d）SD-OCT显示中心卵黄样物质是在视网膜色素上皮/Bruch膜和光感受器的椭圆体带之间的低反射性病灶，在视网膜外表面有一些高反射物质的堆积。OCTA显示在（g）浅表层和（h）深层毛细血管网中不完整的中心凹无血管区，以及在（i）脉络膜毛细血管网的小CNV（箭号）伴血管稀少

形可能被误认为隐匿性1型CNV，这也可能发生在AFVD眼[9]。在这种情况下，为了确定或排除卵黄样病变之外是否还有CNV的存在，可能需要将临床评估和多模式成像如ICGA相结合（图12.10）[9]。

12.3 相干光层析成像血管造影

OCTA，能够通过运动对比成像，非侵入地观察视网膜和脉络膜血管结构。该工具通过比较一个指定横截面上连续的OCT B-扫描，绘制出红细胞随时间的运动。眼球追踪技术消除了因患者眼球运动带来的轴向大的运动，这样重复的OCT B-扫描间的运动区域就与红细胞流动对应，也因此与血管结构对应。OCTA具有不需要任何染料注射的优点，并且没有染料渗漏的干扰，可以实现对血管网更好更详细地观察。有几种OCTA机器，使用不同算法观察血流，并能够细致评估视网膜微循环。在这个系列中，我们使用过的Angioplex OCTA系统（CIRRUS HD-OCT 5000型），是根据光学微血管造影（OMAG）影像的对比度成像的，评估固

有的光散射信号被通畅的血管中移动着的血细胞反向散射。OMAG 提供一种独特的能力，可以在一个扫描组织体积内进行血流灌注形态和功能参数综合测量[10,11]。Angioplex CIRRUS HD–OCT 5000 型含一个速率为每秒 68000 次扫描的 A– 扫描，利用位于中心的 840 nm 的超发光二极管。合成的 3×3 血管立方体由在每个 B– 扫描位置重复最高达 4 次的 245 个 B– 扫描切片构成。每个 B– 扫描由 245 个 A– 扫描组成，每个 A– 扫描 1024 个像素深度。

3 mm×3 mm 扫描范围是理想地观察不同视网膜层并检测 CNV 存在的最佳模式。在设备软件提供的自动分层上进行手动调整，可能对确保浅表和深层毛细血管网、无血管层和脉络膜毛细血管层的正确观察有用。

不同的 OCTA 分层显示相应的卵黄样病变的特定形态学改变，而同时用其他成像技术（IR，FAF，SD–OCT，FA，ICGA）评估，对正确评估 OCTA 影像是必要的。浅表和深层毛细血管网在大多数病例表现为 FAZ 的规则或不规则扩大，伴有小面积血流减少（黑色区域），尤其是在 FAZ 周围（图 12.1，图 12.2，图 12.6，图 12.8 和图 12.9）。在一些病例，这些血管异常与深入流经 FAZ 的长丝状血管的存在有关，这在文献中已有描述[11]。这些血管异常可能只是代表一个出现在卵黄样期的巧合发现，或者这些改变可能是由于视网膜的浅表和深层毛细血管网的血管长期移位造成毛细血管重组的结果。值得注意的是，脉络膜毛细血管网一直显示稀

疏的血管网（图 12.1 ～ 12.10）。可能检测到的血管稀疏只代表不同视网膜和脉络膜层次的观察欠佳，因为遮蔽不仅来自视网膜下物质的高反射，而且也来自其低反射。有趣的是，在某些病例，OCTA 可以清楚地显示 CNV 的存在（图 12.10），这是在染料血管造影中几乎不可见的，因为卵黄样物质的遮蔽（通常掩盖 FA 和 ICGA 上的新生血管网的可视化）。

12.4　结论

本章描述了 AFVD 的 OCTA 特点。OCTA 是一种新型非侵入性成像技术，可以快速地在活体分析浅表和深层毛细血管网以及脉络膜毛细血管层的形态。在大多数 AFVD 病例，在浅表和深层毛细血管网看到不同的 OCTA 血管异常是偶然的、非特异的，并且与疾病的不同阶段无关。OCTA 显示血管网稀疏，只有很少的血管，FAZ 周围无灌注的黑色区域，以及浅表和深层毛细血管网和脉络膜毛细血管层 FAZ 的规则或不规则的扩大。这些血管异常可能在发病机制中起作用，或者只是代表 AFVD 中物质聚积和重吸收的后果。这项新成像技术在 AFVD 中的最重要的功用，是能够恰当观察到 CNV 的存在，因为卵黄样物质的遮蔽效应在正常 FA 或 ICGA 中几乎不可见。一些近来的研究显示，OCTA 在检测 AFVD 患者 CNV 方面具有高敏感性和特异性[11,12]。目前，FAF，SD–OCT 和染料血管造影仍然是评估分期和 CNV 诊断的金标准，但

OCTA 可能被看作指导 AFVD 疾病随访和治疗决策的有用工具。

参考文献

[1] Gass JD. A clinicopathologic study of a peculiar foveomacular dystrophy. Trans Am Ophthalmol Soc. 1974, 72:139–156.

[2] Marmor MF, McNamara JA. Pattern dystrophy of the retinal pigment epithelium and geographic atrophy of the macula. Am J Ophthalmol. 1996, 122(3):382–392.

[3] Gass JDM. Stereoscopic atlas of macular disease diagnosis and treatment. 4th ed. St Louis, MO: Mosby. 1997:303–325.

[4] Vine AK, Schatz H. Adult-onset foveomacular pigment epithelial dystrophy. Am J Ophthalmol. 1980, 89(5):680–691.

[5] Epstein GA, Rabb MF. Adult vitelliform macular degeneration: diagnosis and natural history. Br J Ophthalmol. 1980, 64(10): 733–740.

[6] Gass JDM. Dominantly inherited adult form of vitelliform foveomacular dystrophy. In: Fine SL, Owens SL, eds. Management of retinal vascular and macular disorders. Baltimore, MD: Williams & Wilkins. 1983:182–186.

[7] Chowers I, Tiosano L, Audo I, et al. Adult-onset foveomacular vitelliform dystrophy: A fresh perspective. Prog Retin Eye Res. 2015, 47:64–85.

[8] Da Pozzo S, Parodi MB, Toto L, et al. Occult choroidal neovascularization in adult-onset foveomacular vitelliform dystrophy. Ophthalmologica. 2001, 215(6):412–414.

[9] Querques G, Zambrowski O, Corvi F, et al. Optical coherence tomography angiography in adult-onset foveomacular vitelliform dystrophy. Br J Ophthalmol. 2016, 100(12):1724–1730.

[10] Wang RK. Optical microangiography: a label free 3D imaging technology to visualize and quantify blood circulations within tissue beds in vivo. IEEE J Sel Top Quantum Electron. 2010, 16(3):545–554.

[11] Wang RK, Jacques SL, Ma Z, et al. Three dimensional optical angiography. Opt Express. 2007, 15(7):4083–4097.

[12] Lupidi M, Coscas G, Cagini C, et al. Optical coherence tomography angiography of a choroidal neovascularization in adult onset foveomacular vitelliform dystrophy: pearls and pitfalls. Invest Ophthalmol Vis Sci. 2015, 56(13):7638–7645.

（娜日莎　译，惠延年　审校）

第13章
OCTA 与高度近视

Taku Wakabayashi, Yasushi Ikuno

概要：

在本章中，我们描述 OCTA 在高度近视中的发现。OCTA 在非侵入性诊断近视性 CNV 中特别有用。OCTA 所具有的特定层次成像能力，能提供进行性脉络膜视网膜萎缩区内的脉络膜毛细血管改变。OCTA 的进一步发展可以获得更大区域、更深层脉络膜血管的更高分辨力，可能在不久的将来具有改进对高度近视相关病变的诊断和评价潜能。

关键词：

高度近视，OCTA，CNV，脉络膜视网膜萎缩

13.1 引言

高度近视，定义为球镜当量大于 6 屈光度（D），或眼轴长度大于 26.5 mm，是造成视力损害和盲的主要原因[1-4]。在高度近视中，进行性伸长和眼后节变形可导致近视性黄斑病损的发生，包括漆裂纹、后葡萄肿、CNV、黄斑裂孔视网膜脱离和脉络膜视网膜萎缩。威胁视力的病变，像穹隆形黄斑病变和视神经乳头倾斜综合征等也与高度近视有关。

频域 OCT 广泛应用在非侵入性诊断并监控脉络膜视网膜的形态异常，如伴有 CNV 的视网膜下液、后葡萄肿以及因脉络膜视网膜萎缩造成的光感受器损害[5]。扫频 OCT 通过采用更长的波长，已进一步改善了位于 RPE 下的脉络膜和巩膜的成像质量[6,7]。FA 也是临床上检查近视性 CNV 的重要诊断工具。以后期染料的渗漏用来确定 CNV 的存在和活动性。ICGA 是另一个检查漆裂纹形成、脉络膜血流和 CNV 病灶范围的有用工具。尽管这些仪器对于高度近视相关的黄斑病变的处理都是必要的，但要看到小的视网膜或脉络膜血管以及 CNV 的范围以准确评估，有时却是困难的。

OCTA 是一种新的成像模式，不使用外源的染料就可以同时看到脉络膜血管模式和视网膜血管[8-11]。OCTA 特定层次的成像力具有既看到浅表和深层视网膜毛细血管网，也看到经每一层分区的脉络膜毛细血管的能力。因为通过 FA 或 ICGA 难以看到特定层次的血管模式，所以 OCTA 能够为高度近视相关的黄斑病变提供对其发病机制更好的理解并评价治疗的选择。

本章介绍 OCTA 在高度近视相关疾

病所见的概况，并证明 OCTA 在高度近视的特点和临床相关性。

13.2 高度近视的 OCTA

图 13.1 显 示 用 RTVue XR Avanti 和 RTVue 软件获取的非病理性近视的黄斑 OCTA 影像，并得到以中心凹为中心的 6 mm×6 mm（图 13.1c ～ f）和 3 mm×3 mm（图 13.1g ～ j）的扫描区域。四幅正面影像在 AngioVue 模式上都可以看到，即，视网膜浅层、视网膜深层、视网膜外层和脉络膜毛细血管层。正面 OCTA 影像显示，相对于深层，较大的视网膜血管和毛细血管位于浅层。像不是高度近视的健康眼一样，高度近视眼的视网膜深层血管密度远

高于浅层。在正常眼，视网膜外层缺乏血管，没有血流信号。脉络膜毛细血管层显示位于 RPE 下的脉络膜毛细血管内的致密微血管结构[13]。

13.3 高度近视成像术的人工现象

了解成像技术的人工现象对准确解释 OCTA 影像是重要的[12]。首先，偶尔的眼球运动会在 OCTA 影像上造成运动的人工现象。第二，大的视网膜浅表血管可能引起其下血管的低信号，这会在视网膜深层、视网膜外层和脉络膜毛细血管层造成阴影样的人工现象（图 13.1d ～ f）。阴影人工现象不是血管系统的一部分，并

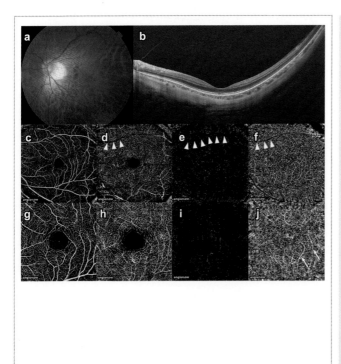

图13.1 一位54岁健康男性高度近视的OCTA。非病理性近视，眼轴长27.6 mm，球镜当量−11D。（a）眼底照相。（b）B−扫描的频域OCT。（c～f）以中心凹为中心的 6 mm×6 mm 的OCTA影像。（c）视网膜浅层的正面OCTA影像，（d）视网膜深层，（e）视网膜外层，和（f）脉络膜毛细血管。（d～f）箭头指示来自表层视网膜血管的阴影样人工现象。（g～j）以中央凹为中心的3 mm×3 mm OCTA影像。（g）视网膜浅层的正面OCTA影像，（h）视网膜深层，（i）视网膜外层，和（j）脉络膜毛细血管层。（j）箭头指示在脉络膜毛细血管层所见的浅层视网膜血管（投影人工现象）

且可能限制 OCTA 在更深结构上的成像。第三，投射人工现象，即看到浅表视网膜血管位于其下更深层[12]，相较于非近视眼，常见于高度近视眼（图 13.1j）。投射人工现象可能限制对如脉络膜毛细血管层等更深层血管密度的定量评估。

13.4　近视性脉络膜新生血管

CNV 是病理性近视患者严重视力丧失的主要原因[13]。在 4% ~ 11% 的高度近视患者中发生近视性 CNV，其中大多数眼在发生后 5 ~ 10 年内视力进展到 0.1 或更差[14,15]。FA 是诊断 CNV 的金标准。然而，对小的 CNV，有时由于被周围脉络膜视网膜萎缩透过的强荧光遮蔽，会限制对活动性 CNV 病灶的确定。采用 RTVue XR Avanti 联合 AngioVue 软件的 OCTA[16]，可在 Bruch 膜和内核层或外

网状层接合部之间的外层视网膜检测出 CNV 血流（图 13.2）。由于正常受试者的视网膜外层没有血管，此层的血流信号强烈提示 CNV 来源于脉络膜（图 13.2c，图 13.2h）。与 FA 或 ICGA 相比，OCTA 的 CNV 信号更明显（图 13.2）。

玻璃体内抗血管内皮生长因子（抗 VEGF）疗法是目前近视性 CNV 的标准疗法[17,18]。已应用玻璃体内抗 VEGF 治疗来提高视力和解剖结果。抗 VEGF 治疗后，大多数 CNV 在 OCTA 上显著减轻（图 13.3）。不过，即使在频域 OCT 上渗出消退后，小的血管网通常仍存在，表明尽管采用了抗 VEGF 治疗，近视性 CNV 的血流并未完全消失。当渗出复发时，OCTA 会显示出血管网重新扩大的证据。因此，OCTA 不仅对监控抗 VEGF 治疗效果有用，也对复发的再治疗有用。

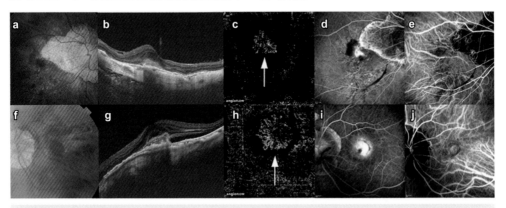

图13.2　近视性CNV。（a~e）例1：87岁男性患者，右眼近视性CNV。（a）眼底照相显示视网膜下出血。（b）频域OCT影像显示视网膜下液。（c）视网膜外层的正面OCTA（3 mm×3 mm）显示CNV。CNV网的结构比（d）显示的荧光素血管造影或吲哚菁绿血管造影（e）显示的要清晰得多。（f~j）例2：82岁男性患者，左眼近视性CNV。（f）眼底照相显示黄斑的黄色病灶。（g）频域OCT 影像显示视网膜下液。（h）视网膜外层的正面OCTA（3 mm×3 mm）显示CNV。检出大片新生血管网。尽管CNV病损用（i）荧光素血管造影和（j）吲哚菁绿血管造影都可检出，但其精细结构辨识较差

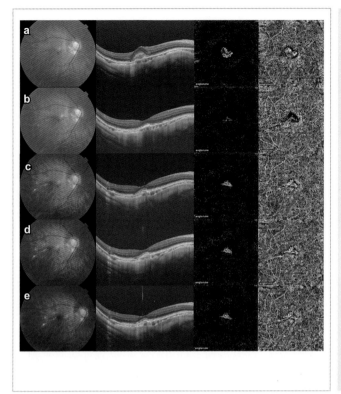

图 13.3 近视性CNV抗VEGF治疗前后的OCTA。62岁女性患者，右眼近视性CNV。近视性CNV治疗前（a），和抗VEGF治疗后（b）2个月、（c）6个月、（d）8个月和（e）10个月。（a）治疗前，眼底照相、OCT影像、视网膜外层OCTA以及显示近视性CNV的脉络膜毛细血管层的OCTA。进行了两次连续的抗VEGF注射。（b）抗VEGF治疗后2个月，在视网膜外层的OCTA清晰显示CNV范围减小。（c）首次治疗后6个月，OCTA显示CNV网轻度扩大，但OCT上没有渗出。（d）首次治疗后8个月，视网膜外层的OCTA显示稳定的CNV。（e）首次治疗10个月后，未再次治疗而CNV结构仍然稳定

13.5　漆裂纹

漆裂纹（LCs）是病理性近视的眼后呈现的一种黄色或白色的线条。LCs是由于眼后节进行性伸长造成脉络膜毛细血管/RPE/Bruch 膜的机械性破裂。在近视性 CNV 的眼，更容易见到 LCs，因此，已认为 LCs 是近视性 CNV 的一个危险因素[19,20]。在 OCTA 上，LCs 区的脉络膜毛细血管血流显示正常模式，或偶尔呈部分的破坏模式（图 13.4）。OCTA 上脉络膜毛细血管层部分破坏的病例，这种破坏可能是由于纤维组织阻断作用或真实的脉络膜毛细血管低灌注。

需要进一步研究以阐明 LCs 形成与脉络膜毛细血管血流之间的关系。因此，在目前情况下，OCTA 还不能提供 LCs 诊断或进展的决定性发现。不过，OCTA 可以鉴别在 LCs 病损有无伴随新发生的视网膜下出血的 CNV。

13.6　脉络膜视网膜萎缩

由于眼轴长度增加及后葡萄肿形成，高度近视可能发生各种脉络膜视网膜萎缩，如弥漫性萎缩、斑片状萎缩和黄斑萎缩[21,22]。图 13.5 显示在弥漫性脉络膜视网膜萎缩区内的斑片状脉络膜视网膜萎缩。眼底照相显示斑片状萎缩区内的边界清晰的灰白色萎缩。

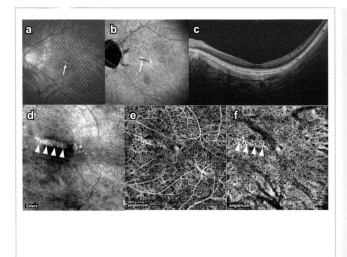

图13.4　漆裂纹。48岁女性患者伴漆裂纹（LCs）。患者眼轴长29.8 mm，以往有单纯性视网膜出血史。（a）眼底照相显示黄色条纹，提示LCs形成。（b）吲哚菁绿血管造影后期证实LCs形成。（c）扫频OCT B-扫描图像。（d）显示LCs（箭头）的全厚层正面影像。（e）全厚层OCTA（3 mm×3 mm）。（f）脉络膜毛细血管层OCTA显示脉络膜毛细血管可能部分破坏，但没有伴LCs（箭头）的脉络膜新生血管形成

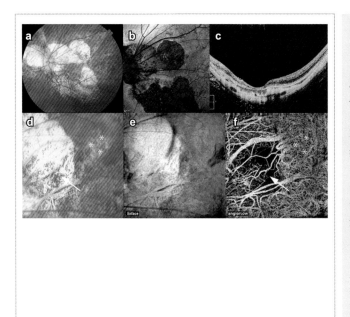

图13.5　脉络膜视网膜萎缩。54岁女性患者，眼轴长33.2 mm。（a）眼底照相显示在弥漫性脉络膜视网膜萎缩区内有斑片状脉络膜视网膜萎缩。（b）自发荧光影像显示与斑片状萎缩相关的弱荧光。（c）扫频OCT影像。（d）放大的眼底照相显示斑片状萎缩区（箭号）和弥漫萎缩区（星号）。（e）相应的正面OCT影像。（f）脉络膜毛细血管层的正面OCTA影像显示，在斑片状萎缩区内脉络膜毛细血管血流缺失，以及在弥漫萎缩区内（星号）保留的脉络膜毛细血管血流

在OCTA上，脉络膜毛细血管血流是丧失了，但斑片状萎缩区内相对大的脉络膜血管仍然存留（图13.5f）。另一方面，脉络膜毛细血管血流似乎仍保留在OCTA弥漫性脉络膜视网膜萎缩区内。

图13.6显示黄斑萎缩。在OCTA上，黄斑萎缩区伴有脉络膜毛细血管血流的丧失，提示脉络膜毛细血管层的缺失。如图13.7所显示，脉络膜视网膜萎缩的进展与OCTA上脉络膜毛细血管丧失的扩大有关。

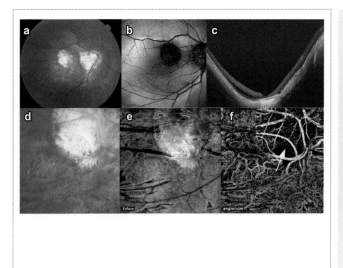

图13.6 黄斑萎缩。男性55岁，眼轴长30.7 mm。视力1.0。（a）眼底照相显示黄斑部脉络膜视网膜萎缩（黄斑萎缩）。（b）自发荧光影像显示与黄斑萎缩相关的弱荧光。（c）扫频OCT影像显示明显的后葡萄肿和黄斑部脉络膜与视网膜变薄。（d）放大的眼底照相。（e）相应的正面OCT影像。（f）脉络膜毛细血管层的正面OCTA像，显示在黄斑萎缩区（箭号）的脉络膜毛细血管血流缺失。脉络膜大血管仍可见

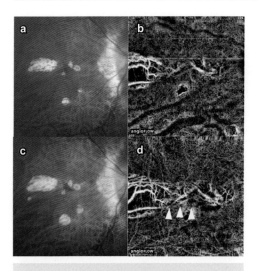

图13.7 脉络膜视网膜萎缩的进展。（a）眼底照相显示中心凹周围的脉络膜视网膜斑片状萎缩。（b）OCTA影像(脉络膜毛细血管层)。（c）一年半后，脉络膜视网膜萎缩似乎朝向中心凹扩展。（d）OCTA影像（脉络膜毛细血管层）显示脉络膜毛细血管（箭头）进行性破坏

参考文献

[1] Iwase A, Araie M, Tomidokoro A, et al. Prevalence and causes of low vision and blindness in a Japanese adult population: the Tajimi Study. Ophthalmology. 2006, 113(8):1354–1362.

[2] Klaver CC, Wolfs RC, Vingerling JR, et al. Age-specific prevalence and causes of blindness and visual impairment in an older population: the Rotterdam Study. Arch Ophthalmol. 1998, 116(5):653–658.

[3] Hsu WM, Cheng CY, Liu JH, et al. Prevalence and causes of visual impairment in an elderly Chinese population in Taiwan: the Shihpai Eye Study. Ophthalmology. 2004, 111 (1):62–69.

[4] Xu L, Wang Y, Li Y, et al. Causes of blindness and visual impairment in urban and rural areas in Beijing: the Beijing Eye Study. Ophthalmology. 2006, 113(7):1134.e1–1134.e11.

[5] Ikuno Y, Jo Y, Hamasaki T, et al. Ocular risk factors for choroidal neovascularization in pathologic myopia. Invest Ophthalmol

Vis Sci. 2010, 51(7):3721–3725.

[6] Ohno-Matsui K, Akiba M, Ishibashi T, et al. Observations of vascular structures within and posterior to sclera in eyes with pathologic myopia by swept-source optical coherence tomography. Invest Ophthalmol Vis Sci. 2012, 53(11):7290–7298.

[7] Asai T, Ikuno Y, Akiba M, et al. Analysis of peripapillary geometric characters in high myopia using swept-source optical coherence tomography. Invest Ophthalmol Vis Sci. 2016, 57(1):137–144.

[8] Kim DY, Fingler J, Zawadzki RJ, et al. Optical imaging of the chorioretinal vasculature in the living human eye. Proc Natl Acad Sci USA. 2013, 110(35):14354–14359.

[9] Choi W, Mohler KJ, Potsaid B, et al. Choriocapillaris and choroidal microvasculature imaging with ultrahigh speed OCT angiography. PLoS One. 2013, 8(12):e81499.

[10] Schwartz DM, Fingler J, Kim DY, et al. Phase-variance optical coherence tomography: a technique for noninvasive angiography. Ophthalmology. 2014, 121(1):180–187.

[11] Spaide RF, Klancnik JM, Jr, Cooney MJ. Retinal vascular layers imaged by fluorescein angiography and optical coherence tomography angiography. JAMA Ophthalmol. 2015, 133(1): 45–50.

[12] Spaide RF, Fujimoto JG, Waheed NK. Image artifacts in optical coherence tomography angiography. Retina. 2015, 35(11): 2163–2180.

[13] Soubrane G, Coscas GJ. Choroidal neovascular membrane in degenerative myopia. In: Ryan SJ, ed. Retina. 4th ed. St. Louis, MO: Mosby; 2005:1136–1152.

[14] Avila MP, Weiter JJ, Jalkh AE, et al. Natural history of choroidal neovascularization in degenerative myopia. Ophthalmology.

1984, 91(12):1573–1581.

[15] Yoshida T, Ohno-Matsui K, Yasuzumi K, et al. Myopic choroidal neovascularization: a 10-year follow-up. Ophthalmology. 2003, 110(7):1297–1305.

[16] Miyata M, Ooto S, Hata M, et al. Detection of myopic choroidal neovascularization using optical coherence tomography angiography. Am J Ophthalmol. 2016, 165:108–114.

[17] Sakaguchi H, Ikuno Y, Gomi F, et al. Intravitreal injection of bevacizumab for choroidal neovascularisation associated with pathological myopia. Br J Ophthalmol. 2007, 91(2):161–165.

[18] Ikuno Y, Ohno-Matsui K, Wong TY, et al. MYRROR Investigators. Intravitreal aflibercept injection in patients with myopic choroidal neovascularization: the MYRROR study. Ophthalmology. 2015, 122(6):1220–1227.

[19] Ikuno Y, Sayanagi K, Soga K, et al. Lacquer crack formation and choroidal neovascularization in pathologic myopia. Retina. 2008, 28(8):1124–1131.

[20] Ohno-Matsui K, Yoshida T, Futagami S, et al. Patchy atrophy and lacquer cracks predispose to the development of choroidal neovascularisation in pathological myopia. Br J Ophthalmol. 2003, 87(5):570–573.

[21] Curtin BJ, Karlin DB. Axial length measurements and fundus changes of the myopic eye. I. The posterior fundus. Trans Am Ophthalmol Soc. 1970, 68:312–334.

[22] Ohno-Matsui K, Kawasaki R, Jonas JB, et al. META-analysis for Pathologic Myopia (META-PM) Study Group. International photographic classification and grading system for myopic maculopathy. Am J Ophthalmol. 2015, 159(5):877–883.e7.

（王　琳　译，惠延年　审校）

第 14 章
OCTA 与葡萄膜炎

Eduardo A. Novais, André Romano, Rubens Belfort Jr.

概要:

许多成像模式用于诊断和随访葡萄膜炎患者，以确定和监控如血管炎、视网膜和脉络膜新生血管以及黄斑囊样水肿等外观上不明显的并发症的发展。荧光素和吲哚菁绿血管造影是评估视网膜血管阻塞疾病和脉络膜新生血管这两种葡萄膜炎严重并发症的金标准技术。然而，这些成像模式是侵入性的，涉及使用可引起全身副作用和过敏反应的静脉染料。OCTA 是一种非侵入性的、深度分辨的成像模式，能够了解眼底血管的空间关系，详细地分别正面观察视网膜和脉络膜血管系统，没有与使用静脉染料有关的不良反应的危险。相对于以染料为基础的血管造影术，OCTA 在分析如视网膜血管阻塞和脉络膜新生血管等继发于后葡萄膜炎的视网膜和脉络膜血管疾病时，有一些独特的优势，包括迅速和舒适的影像获取、深度分辨力、不需要注射侵入性染料，在不同深度检查视网膜毛细血管网以及更好地量化视网膜缺血。

关键词:

葡萄膜炎，视网膜血管炎，脉络膜新生血管，OCTA

14.1 引言

对于一类有多种炎症性的眼病来说，葡萄膜炎是一个总括的术语。它是世界范围内视力严重损害的一个主要原因，不仅影响葡萄膜也影响视网膜、视神经和玻璃体[1]。其病因可能是特发性或继发于各种感染、肿瘤或自身免疫性疾病。目前，很多成像模式，如彩色眼底照相、FA、ICGA、OCT 和 FAF 都用于葡萄膜炎患者的诊断和随访[2-8]。这些成像模式可用于确定并监控如血管炎、视网膜和脉络膜新生血管以及囊样黄斑水肿（CME）等外观上不明显的并发症的发展[3-5, 9]。作为金标准技术，FA 和 ICGA 并不完美，因为是侵入性的，涉及使用静脉内染料，可引起全身副作用和罕见的过敏反应[10-12]。

不像 FA 和 ICGA，OCTA 是一种非侵入性的、深度分辨的成像模式，能够了解眼底血管的空间关系，并能分别详细显示视网膜和脉络膜血管系统的正面影像，没有静脉内注射染料有关的不良反应的危险[13,14]。OCTA 采用连续的横切面的 OCT 扫描之间的去相关[15]。一帧 OCTA 影像是由计算机在同一视网膜位置、快速不断地通过以逐个像素为基础、比较重复的 B- 扫描获得的。OCTA 成像背后的基本原理是在静止的非运动的组织内，反射信号会是固定的，因此重复 B- 扫描将是完全一样的。在血管内，运动的红细胞引起 OCT 信号呈时间依赖性的反散射，这样重复的 B- 扫描就不一样[13,14,16]。相继 B- 扫描之间的这种变化可被处理提供一个 OCTA 扫描。血流的区域看起来是白色，而无血流区看起来是黑色。先前的研究已显示，相对于 FA 或 ICGA，3 mm×3 mm OCTA 影像可以观察到较大血管的细节[17,18]。重要的是，OCTA 影像还可以观察旁边相应结构的正面和 OCT B- 扫描，这可用来看清中央视网膜厚度的增加和视网膜内囊腔，以及这些结构发现与微血管细节之间的关联。

14.2　视网膜血管炎的 OCTA

视网膜血管炎是一种威胁视力的并发症，可出现在很多系统性自身免疫、炎症和感染性疾病中，像类肉瘤病、Behçet 病、系统性红斑狼疮、多发性硬化、霰弹样脉络膜视网膜病变、巨细胞病毒性以及许多其他疾病[19-23]。在临床检查中，视网膜血管炎表现为血管鞘、棉绒斑、视网膜出血以及静脉阻塞，后者会引起继发性视网膜缺血、视网膜和视神经乳头新生血管以及 CME[24]。这些特征通常由 FA 充分地显示，而 FA 已成为评估疾病活动性及随后不良事件的金标准。这一成像模式可以很容易确定继发于视网膜屏障破坏的

血管壁的渗漏、缺血区，以及视网膜和视神经乳头新生血管[25]。

视网膜毛细血管网在特定的层次排列，并由垂直位置的血管相连接[26]。来自浅表视网膜丛的毛细血管主要位于神经节细胞层，而来自深部视网膜丛的毛细血管位于内核层的外边界，比较小的中间视网膜毛细血管丛位于内核层的内缘。先前的研究显示这两个视网膜毛细血管网被一种视网膜血管疾病影响时可能表现的不均衡，深层毛细血管网的血流减少常常表现得更突出[18,27]。然而，以染料为基础的血管造影术只能够看到用二维成像的视网膜血管，只有具有深度分辨能力的 OCTA 的出现，才有可能独立检查这些血管网。视网膜血管阻塞患者在 FA 上经常记录到有缺血性毛细血管无灌注区，近来发现已与 OCTA 上的视网膜无灌注区相关[28]。在阻塞性血管炎，OCTA 成像突出地显示血管会变得屈曲、狭窄并有局部扩张。在 OCTA 上还可看到截面的血管，有突然的中断和阻塞位置有局部的终端扩张。用 OCTA 也很容易看到在 FA 上经常被染料渗漏遮蔽的血管环和毛细血管扩张的血管[29]。

OCTA 的另一个重要特征是自动评估某些可量化的血管特征的能力，如血管密度和血流指数（图 14.1）[30,31]。此外，将由 OCTA 影像得到的血流分析与结构的正面 OCT B- 扫描相结合，使得这种成像模式成为评估疾病进展和对视网膜血管炎治疗评估的一种有用工具。

OCTA 在评估视网膜血管炎的缺点是不能发现血管鞘，这是在以染料为基础的血管造影术中很容易看到的一个重要体征。因为两个原因 OCTA 不能看到血管渗漏。第一，因为视网膜血管炎是伴有白细胞溢出到血管外间隙[32]，而不是红细胞，并且这种渗漏液不能强烈地反向散射入射的 OCT 光束。第二，在视网膜血管炎内相对低的渗漏流动，意味着即使液体的确反向散射了 OCT 光束，那么这个流动也不会被 OCTA 检测到，OCTA 通常只对速度在每秒毫米范围内的反向散射特定敏感（图 14.2）。

14.3　脉络膜视网膜炎症的 OCTA

相比较于以前的成像模式，OCTA 在后葡萄膜炎中的最大优势在于，能够非侵入地监控这些患者潜在的并发症，像伴有严重视力丧失的脉络膜新生血管。

14.3.1　白点综合征

白点综合征（WDS）是一组以黄白色病灶存在为特征的炎症性脉络膜视网膜疾病。那些病灶可能影响脉络膜、视网膜色素上皮和视网膜[33]。WDS 疾病谱包括

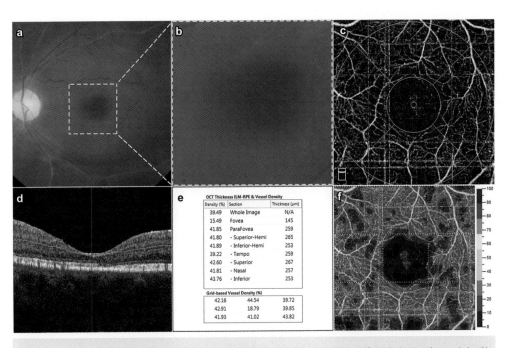

图14.1　46岁女性患者左眼继发于Behçet病的视网膜血管炎，OCTA的血管密度定量分析。（a）彩色眼底照相显示弥漫性视网膜萎缩，伴有血管鞘和弯曲。（b）黄虚线框表示OCTA上对应的3 mm×3 mm区域影像。（c）在视网膜浅表血管网水平分层的正面OCTA。（d）对应的OCT B-扫描分层的浅表血管网，与去相关信号重叠。（e）视网膜厚度（μm）和血管密度（%）的定量分析。（f）浅表毛细血管网地图显示血管密度轻度降低（39.49%）

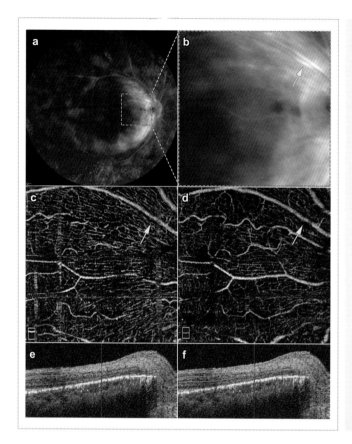

图14.2 46岁女性患者，左眼继发于Behçet病的视网膜血管炎的多模式成像。（a）FA显示弥漫性背景强荧光伴血管鞘。（b）黄虚线框表示OCTA上对应的3 mm×3 mm区域影像。黄箭号指向血管鞘区。（c, d）分别在视网膜浅层和深层血管网的水平分层的正面OCTA。OCTA没有重复与FA一样的发现。（e, f）分别代表对应的OCT B−扫描的浅层和深层血管网分层，与去相关信号重叠

霰弹样脉络膜视网膜病变、匍行性脉络膜炎、多灶性脉络膜炎（MFC）、点状内层脉络膜病变（PIC）以及急性带状隐匿性外层视网膜炎（AZOOR）。症状会包括轻到重度的视力下降，经常伴有视野缺损和畏光。从使用FAF、FA、ICGA到结构性OCT B−扫描，多种模式的成像术一直用于指导诊断和治疗[5,6,34]。

先前的报告已表明除了上述的视网膜血管病变，OCTA还可以检测到霰弹样脉络膜视网膜病变中脉络膜毛细血管的血流损害[35]。在急性匍行性脉络膜炎中，已报告有显著的脉络膜厚度增加和循环降低[36]。OCTA可以检测到这些患者的脉络膜毛细血管血流减少。然而，这一发现需要谨慎地评估，因为在这个时期存在RPE下斑块，可能阻断OCT信号，造成血流损害的错误诊断。在3区（脉络膜萎缩）AZOOR的患者，OCTA描绘出脉络膜毛细血管的损害。在MFC和PIC中，OCTA变得至关重要，因为可以早期发现继发性CNV。

14.3.2 继发性脉络膜新生血管的OCTA

或许这种成像模式一个最重要的应用就在于可能早期发现CNV，因为CNV是后葡萄膜炎（弓形体病、匍行性脉络

膜炎、MFC、PIC 等；图 14.3 和图 14.4）的不良事件[37]。这种危害视力的并发症需要早期和正确的诊断，以便立即进行眼内抗血管内皮生长因子的治疗[38]。用 OCTA 检查 CNV 已有大量的报告，是这种成像模式的一个最重要的应用[16,39,40]。根据临床表现，OCTA 显示异常血管网的灵敏性会不同。CNV 复合体可能常常被确定为异常脉络膜血管，它相当于位于外层视网膜、脉络膜毛细血管或两层内的清楚的、高血流、紊乱的不规则丝状血管网[41]。当大量出血、渗出或纤维组织存在时，OCTA 信号可能被阻断，降低可见度。因为继发于后葡萄膜炎的 CNV 很少伴有限制 OCT 信号穿透的大量视网膜下出血，在这些病例采用扫描 OCTA 可能可以确定异常的血管网。

14.4　葡萄膜炎 OCTA 的缺点

在显著的视网膜萎缩或黄斑水肿引起视网膜结构变形的情况下，视网膜各层的自动分层成为一个挑战，并且不够准确（图 14.4e，图 14.4f）。在黄斑水肿患者，血管灌注的明显减低更加突出；不过，其原因也可能是由于液体集聚的遮挡效应引起信号衰减，或者液体使血管移位，由此导致过高估计血管灌注降低的程度。此外，OCTA 还有观察范围的局限，不能看到渗漏，人工现象（眨眼、运动）的可能性增加，不能检测低于最慢阈值的血流。

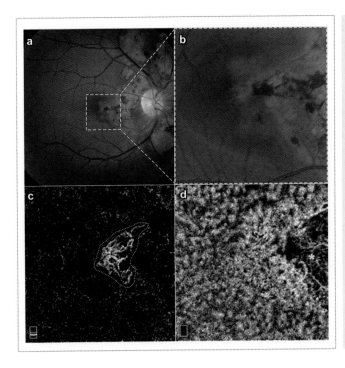

图14.3　30岁女性患者，右眼继发于匐行性脉络膜炎的 CNV 多模式成像。（a）彩色眼底照相显示视神经乳头周围脉络膜视网膜萎缩。（b）黄虚线框表示OCTA上对应的3 mm×3 mm区域影像。（c）在外层视网膜水平分层的正面OCTA显示清楚的丝状CNV（黄虚线）。（d）在脉络膜毛细血管水平分层的正面OCTA显示对应于脉络膜视网膜萎缩区(黄色星号)的无血流区域

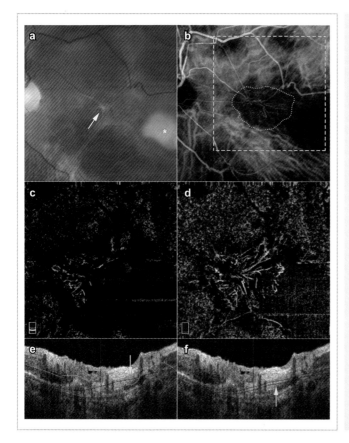

图14.4　65岁男性患者，左眼继发于弓形体病脉络膜炎CNV的多模式成像。（a）彩色眼底照相显示纤维组织收缩（白箭号）伴有低色素的非渗出性病灶（白星号）。（b）吲哚菁绿血管造影ICGA显示CNV（白虚线）。黄虚线代表在OCTA上6 mm×6 mm区域成像。（c，d）分别代表在外层视网膜和脉络膜毛细血管水平的正面OCTA，显示清楚的丝状CNV。（e，f）分别代表对应OCT B-扫描分层的外层视网膜和脉络膜毛细血管，确认分层误差源于异常的视网膜结构（黄箭号）

14.5　结论

　　OCTA 仍需进一步发展，使这一成像模式具有像 FA 那样日常临床应用的作用。不过，相对于以染料为基础的血管造影术，OCTA 具有一些特别的优势用以分析视网膜和脉络膜疾病，如视网膜血管炎和继发于后葡萄膜炎的 CNV，包括其快速、舒适的影像获取、深部解析、不需要侵入性染料注射，在不同的深度评估视网膜毛细血管网，以及更好地定量视网膜缺血。缺少毛细血管水平的动态血流和血管渗漏信息，是其明显的不足，而这些可由常规的 FA 提供。随着 OCTA 的发展，作为单一

模式的 OCT 迟早就可能对需要处理的葡萄膜炎患者提供大量的多维信息。随着这种新技术的改进，希望对葡萄膜炎患者的研究和治疗可以不再需要侵入性的技术，如染料注射。

参考文献

[1]　Miserocchi E, Fogliato G, Modorati G, et al. Review on the worldwide epidemiology of uveitis. Eur J Ophthalmol. 2013, 23(5):705–717.

[2]　Kim JS, Knickelbein JE, Jaworski L, et al. Enhanced depth imaging optical coherence tomography in uveitis: an intravisit and

interobserver reproducibility study. Am J Ophthalmol. 2016, 164:49–56.

[3] Onal S, Tugal-Tutkun I, Neri P, et al. Optical coherence tomography imaging in uveitis. Int Ophthalmol. 2014, 34(2): 401–435.

[4] Bhaleeya SD, Davis J. Imaging retinal vascular changes in uveitis. Int Ophthalmol Clin. 2012, 52(4):83–96.

[5] Herbort CP, Mantovani A, Papadia M. Use of indocyanine green angiography in uveitis. Int Ophthalmol Clin. 2012, 52 (4):13–31.

[6] Spaide RF, Goldberg N, Freund KB. Redefining multifocal choroiditis and panuveitis and punctate inner choroidopathy through multimodal imaging. Retina. 2013, 33(7):1315–1324.

[7] Finamor LP, Muccioli C, Belfort R. Imaging techniques in the diagnosis and management of uveitis. Int Ophthalmol Clin. 2005, 45(2):31–40.

[8] Lavinsky D, Romano A, Muccioli C, et al. Imaging in ocular toxoplasmosis. Int Ophthalmol Clin. 2012, 52(4):131–143.

[9] Palácio GL, Gabbai AA, Muccioli C, et al. Images in medicine. Occlusion of the central vein of the retina after treatment with intravenous human immunoglobulin. Rev Assoc Med Bras (1992). 2004, 50(3):246.

[10] Ha SO, Kim DY, Sohn CH, et al. Anaphylaxis caused by intravenous fluorescein: clinical characteristics and review of literature. Intern Emerg Med. 2014, 9(3):325–330.

[11] Musa F, Muen WJ, Hancock R, et al. Adverse effects of fluorescein angiography in hypertensive and elderly patients. Acta Ophthalmol Scand. 2006, 84(6):740–742.

[12] Garski TR, Staller BJ, Hepner G, et al, Jr. Adverse reactions after administration of indocyanine green. JAMA. 1978, 240(7):635.

[13] Jonathan E, Enfield J, Leahy MJ. Correlation mapping method for generating microcirculation morphology from optical coherence tomography (OCT) intensity images. J Biophotonics. 2011, 4(9):583–587.

[14] An L, Wang RK. In vivo volumetric imaging of vascular perfusion within human retina and choroids with optical micro-angiography. Opt Express. 2008, 16(15):11438–11452.

[15] Lumbroso BHD, Jia Y, Fujimoto JA, et al. Diabetic retinopathy. In Clinical Guide to Angio-OCT. New Delhi: Jaypee Brothers; 2014:35–44.

[16] de Carlo TE, Bonini Filho MA, Chin AT, et al. Spectral-domain optical coherence tomography angiography of choroidal neovascularization. Ophthalmology. 2015, 122(6):1228–1238.

[17] Matsunaga D, Yi J, Puliafito CA, et al. OCT angiography in healthy human subjects. Ophthalmic Surg Lasers Imaging Retina. 2014, 45(6):510–515.

[18] Kashani AH, Lee SY, Moshfeghi A, et al. Optical coherence tomography angiography of retinal venous occlusion. Retina. 2015, 35(11):2323–2331.

[19] Talat L, Lightman S, Tomkins-Netzer O. Ischemic retinal vasculitis and its management. J Ophthalmol. 2014, 2014: 197675.

[20] Yen YC, Weng SF, Chen HA, et al. Risk of retinal vein occlusion in patients with systemic lupus erythematosus: a population-based cohort study. Br J Ophthalmol. 2013, 97 (9):1192–1196.

[21] Tugal-Tutkun I, Onal S, Altan-Yaycioglu R, et al. Uveitis in Behçet disease: an analysis of 880 patients. Am J Ophthalmol. 2004, 138(3):373–380.

[22] Lightman S, McDonald WI, Bird AC, et al. Retinal venous sheathing in optic neuritis.

Its significance for the pathogenesis of multiple sclerosis. Brain. 1987, 110(Pt 2): 405–414.

[23] Herbort CP, Rao NA, Mochizuki M, members of Scientific Committee of First International Workshop on Ocular Sarcoidosis. International criteria for the diagnosis of ocular sarcoidosis: results of the first International Workshop On Ocular Sarcoidosis (IWOS). Ocul Immunol Inflamm. 2009, 17 (3):160–169.

[24] Levy-Clarke GA, Nussenblatt R. Retinal vasculitis. Int Ophthalmol Clin. 2005, 45(2):99–113.

[25] Rosenbaum JT, Sibley CH, Lin P. Retinal vasculitis. Curr Opin Rheumatol. 2016, 28(3):228–235.

[26] Snodderly DM, Weinhaus RS, Choi JC. Neural-vascular relationships in central retina of macaque monkeys (Macaca fascicularis). J Neurosci. 1992, 12(4):1169–1193.

[27] Sarraf D, Rahimy E, Fawzi AA, et al. Paracentral acute middle maculopathy: a new variant of acute macular neuroretinopathy associated with retinal capillary ischemia. JAMA Ophthalmol. 2013, 131(10):1275–1287.

[28] Kuehlewein L, An L, Durbin MK, et al. Imaging areas of retinal nonperfusion in ischemic branch retinal vein occlusion with swept-source OCT microangiography. Ophthalmic Surg Lasers Imaging Retina. 2015, 46(2):249–252.

[29] Novais EA, Adhi M, Moult EM, et al. Choroidal neovascularization analyzed on ultrahigh-speed swept-source optical coherence tomography angiography compared to spectraldomain optical coherence tomography angiography. Am J Ophthalmol. 2016, 164:80–88.

[30] Huang D, Jia Y, Gao SS, et al. Optical coherence tomography angiography using the optovue device. Dev Ophthalmol. 2016, 56:6–12.

[31] Hwang TS, Gao SS, Liu L, et al. Automated quantification of capillary nonperfusion using optical coherence tomography angiography in diabetic retinopathy. JAMA Ophthalmol. 2016, 134(4):367–373.

[32] Crane IJ, Liversidge J. Mechanisms of leukocyte migration across the blood-retina barrier. Semin Immunopathol. 2008, 30(2):165–177.

[33] Crawford CM, Igboeli O. A review of the inflammatory chorioretinopathies: the white dot syndromes. ISRN Inflamm. 2013, 2013:783190.

[34] Bansal R, Gupta A, Gupta V. Imaging in the diagnosis and management of serpiginous choroiditis. Int Ophthalmol Clin. 2012,52(4):229–236.

[35] de Carlo TE, Bonini Filho MA, Adhi M, et al. Retinal and choroidal vasculature in birdshot chorioretinopathy analyzed using spectral domain optical coherence tomography angiography. Retina. 2015, 35(11):2392–2399.

[36] Takahashi A, Saito W, Hashimoto Y, et al. Impaired circulation in the thickened choroid of a patient with serpiginous choroiditis. Ocul Immunol Inflamm. 2014, 22(5):409–413.

[37] D'Ambrosio E, Tortorella P, Iannetti L. Management of uveitisrelated choroidal neovascularization: from the pathogenesis to the therapy. J Ophthalmol. 2014, 2014:450428.

[38] Parodi MB, Iacono P, La Spina C, et al. Intravitreal bevacizumab for choroidal neovascularisation in serpiginous choroiditis. Br J Ophthalmol. 2014, 98(4):519–522.

[39] Kuehlewein L, Bansal M, Lenis TL, et al. Optical coherence tomography angiography of type 1 neovascularization in age-related macular degeneration. Am J Ophthalmol.

2015, 160(4):739–748.e2.

[40] Baumal CR, de Carlo TE, Waheed NK, et al. Sequential optical coherence tomographic angiography for diagnosis and treatment of choroidal neovascularization in multifocal choroiditis. JAMA Ophthalmol. 2015, 133(9):1087–1090.

[41] Costanzo E, Cohen SY, Miere A, et al. Optical coherence tomography angiography in central serous chorioretinopathy. J Ophthalmol. 2015, 2015:134783.

（王　琳　译，惠延年　审校）

第15章
眼肿瘤和放射性视网膜病变 OCTA 发现

Meghna V. Motiani, Colin A. McCannel, Tara A. McCannel

概要:

OCTA 用于眼肿瘤目前还处于初级阶段。不过,OCTA 具有显著提高视网膜血管评估的能力,或许在放射性视网膜病变的评估和处理中有最好的应用。我们在这里回顾 OCTA 在眼部肿瘤和放射性视网膜病变中的作用。对一系列与常见眼内肿瘤相关病例的 OCTA 影像做一介绍。

关键词:

OCTA,眼内肿瘤,葡萄膜黑色素瘤,放射性视网膜病变

15.1 引言

眼内肿瘤包括从脉络膜到视网膜的各种良性和恶性肿瘤。常规的眼部成像技术,如彩色照相、荧光素血管造影、超声检查和相干光层析成像术,在诊断眼部肿瘤和监控其对治疗的反应中,是与临床检查一起应用的重要工具[1]。

放射疗法是治疗恶性眼内肿瘤的最常用方法。然而,尽管在限制肿瘤生长方面高度成功,但因为黄斑和眼底其他部位的血管损害,放射性视网膜病变常引起不能挽回的视力丧失。先前有报告提示,几乎半数接受近距放射疗法以局部控制脉络膜黑色素瘤的患者,3 年内视力会低于 0.1[2]。包括 OCT 和宽视野荧光素血管造影在内的多模式成像技术,可能有助于在视力受累之前检测到放射性视网膜病变。

放射性视网膜病变的处理一直在演变。虽然玻璃体内抗血管内皮生长因子(抗 VEGF) 或糖皮质激素可以治疗黄斑水肿,但缺乏长期有益的结果。而且尚未清楚确定放射性视网膜病变早期治疗的好处。对视网膜缺血和增殖性视网膜病变的放射后治疗,很可能从全视网膜激光光凝得到好处,以防止玻璃体积血、新生血管性青光眼和一连串导致“疼痛性盲眼”需要摘除眼球的事件。已经证明,在接受短距放射治疗中,为减少对健康的非肿瘤组织的放射线暴露,用 1000 厘司硅油作为玻璃体替代物可减轻放射性视网膜病变并改善视力[3-5]。

尽管在治疗方面存在争议,但用新的成像模式以确定放射对视网膜血管系统的作用,或许会提高我们对疾病的理解。而

且，确定定量参数以找出放射性视网膜病变位置，可能是评估预防或治疗患有这种疾病患者的有用新技术。

OCTA 是一种新的非侵入性成像模式，它利用血流的运动对比产生一系列血管造影影像 [6,7]。它能够以连续的三维方式精细地观察视网膜的每一层 [6-8]。而且，软件算法可以计算出中心凹无血管区和毛细血管密度。这样，一个数据值就可以赋值到病变的水平，而不同于我们习惯的在临床眼科中的定性描述。

除了视网膜，脉络膜毛细血管和其他的脉络膜层也可用 OCTA 检查。不像视网膜的血管模式和细节都很容易辨别，脉络膜影像可能更多变、不容易确定，而且已知在不同的 OCTA 平台之间表现也不同。因为大多数眼内肿瘤都起源于脉络膜，这给 OCTA 描述肿瘤提出了挑战，也可以解释为什么大多数发表的有关 OCTA 特征分析的报告都是视网膜层而不是脉络膜层的。不过，随着 OCTA 的不断演变以及对脉络膜细节观察的可预期改进，我们可以期待用 OCTA 评估原发性眼内肿瘤是有希望的。

应用于评估常见眼科疾病如年龄相关性黄斑变性、糖尿病视网膜病变、视网膜血管疾病和青光眼在文献中已有提及，在这本书其他章节也有更详细的描述 [6,7,9-12]。然而，很少有报告描述 OCTA 在下文眼肿瘤中的发现。本章的目的就是描述有关眼内肿瘤和放射性视网膜病变的典型 OCTA 发现。我们选择在 3 个平面展示影像：视网膜浅层、视网膜深层脉络

膜毛细血管和（或）脉络膜层。

15.2　眼后节肿瘤

15.2.1　视网膜肿瘤

黑色素细胞瘤

黑色素细胞瘤最常见于视神经乳头，更常见于深肤色的人，尽管这些病变有时会累及脉络膜或虹膜。不像脉络膜痣或脉络膜黑色素瘤，典型的视神经乳头黑色素细胞瘤会浸润视网膜，频域 OCT 可观察到视网膜组织破坏 [13,14]。

虽然目前没有发表的 OCTA 在视神经乳头黑色素细胞瘤所见的报告，我们已经观察到与确定的 OCT 发现类似的发现。在视网膜浅层观察到伴有毛细血管密度增加的血管弯曲（图 15.1）。在病变部位，视网膜深层血管和脉络膜毛细血管层的特征性显著的信号都是空虚的，这可能因为病变的色素细胞阻断了血管信号。从 OCTA 上可以很清楚地看出，后段黑色素细胞瘤的特点是不同于脉络膜痣和脉络膜黑色素瘤特征的，后两种病变通常没有浅层视网膜血管改变（见"脉络膜痣"和"脉络膜黑色素瘤"节）。

15.2.2　视网膜色素上皮肿瘤

视网膜色素上皮肿瘤最常见的代表是视网膜色素上皮病变的良性先天性肥大。可是，最常见于视网膜周边的视网膜色素上皮腺瘤和视网膜色素上皮腺癌，也包括在这组肿瘤中。

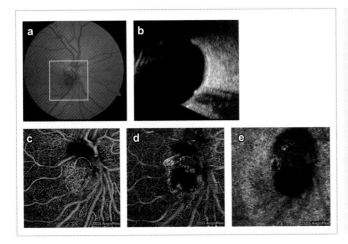

图15.1　黑色素细胞瘤。(a) 视神经乳头周围的黑色素细胞瘤。(b) B-扫描显示高度为1.1 mm。(c) 浅表视网膜OCTA显示其上孤立的不规则串状血管，看起来是扩大弯曲的浅表视网膜毛细血管。深层视网膜OCTA (d) 显示中央信号丢失，推测因为色素信号阻断。相类似的是，脉络膜毛细血管OCTA (e) 层显示病灶区信号丢失

视网膜色素上皮先天性肥大

视网膜色素上皮先天性肥大(CHRPE)是一种相当常见的 RPE 周边部良性肿瘤，具有明显的边界，可能含有腔隙或脱色素区。这些肿瘤很少恶变。偶尔在有近视的深肤色年轻人中，这些良性肿瘤可能模仿隆起的脉络膜包块的外观，被误诊为脉络膜黑色素瘤[15]。

因为大多数 CHRPE 病灶位于视网膜周边部，所以可能难以用 OCTA 描述其特征。我们发现视网膜浅层和深层都极少有改变。然而，脉络膜毛细血管和脉络膜层清晰显示出病灶的边界，还显示与侵入到脉络膜更深的病灶有关的信号消失（图 15.2）。

15.2.3　脉络膜肿瘤

在 OCTA 上鉴定黄斑的脉络膜病灶特征还是有一定挑战性的，因为 OCTA 可能并不是评估脉络膜血管系统的理想工具，而且脉络膜肿块之上的浅层视网膜血管极少表现出临床上的异常特征。此外，病灶隆起和大于 2.0 mm，会引起血流消失，是目前光捕获的挑战。

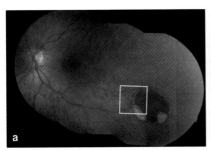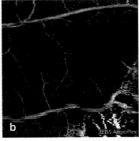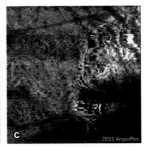

图15.2　先天性视网膜色素上皮肥大。(a) 孤立而扁平的颞下肿瘤伴下部缺陷。(b) 浅表层视网膜OCTA显示极少的血管异常。(c) 脉络膜毛细血管OCTA显示一些高反射和中央信号丢失，可能与病灶的色素大量沉着相对应

脉络膜痣

脉络膜痣是最常见的眼内肿瘤，与其他种族相比，高加索人的发病率（0.2% ~ 20%）较高[14,16]。脉络膜痣并不常引起视觉症状，检查时呈典型的色素沉着，边缘光滑，其上可能有玻璃膜疣。虽然脉络膜痣是良性的，但据估计，8845例脉络膜痣中会有1个转变为脉络膜黑色素瘤[14]。因此，建议仔细检查并随访，尤其是隆起的脉络膜痣。

OCT已用于鉴别痣与黑色素瘤，还可以确定预示恶变的特征。已发现有40%的脉络膜痣位于玻璃膜疣之上，表现为RPE/Bruch膜水平上小的穹隆状隆起[14]。OCT上其他常见的成像特征包括深度达痣的脉络膜遮蔽、痣上的脉络膜毛细血管变薄、RPE萎缩或丢失、RPE模块化、光感受器丢失、椭圆体带不规则或丢失、外界膜不规则、外核层和外网状层不规则、内核层不规则以及视网膜下液[16]。

在检查和确定其上的视网膜内水肿、视网膜下液、视网膜萎缩和RPE脱离上，OCT比临床检查具有更高的敏感性。这些特征是重要的，而且黄斑痣可能影响中心凹视力，也是恶变的特征[14]。

Verdes-Malva等人报告了在黄斑区外长痣的70只眼的OCTA发现，包括黄斑中心厚度、浅层和深层的中心凹无血管区以及黄斑毛细血管密度（平均厚度：1.38 mm；范围：0 ~ 2.4 mm），并与对侧眼的黄斑发现进行比较。这些黄斑参数在正常眼与有脉络膜痣的眼没有显著差异[17]。

图15.3和图15.4描绘了一个扁平的脉络膜痣的OCTA特征，图15.5和图15.6是隆起的脉络膜痣的OCTA特征。正像以前报告的，脉络膜痣一般不会引起

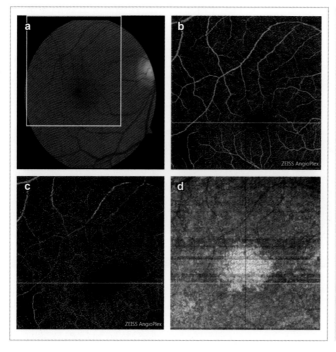

图15.3 脉络膜痣。（a）扁平的黄斑脉络膜痣。（b）浅表视网膜OCTA显示没有明显的血管异常。（c）深层视网膜OCTA显示病灶上轻微的不规则血管。（d）脉络膜毛细血管和更深的脉络膜层显示与色素性脉络膜病灶一致的高反射区，脉络膜毛细血管没有清楚可见的改变

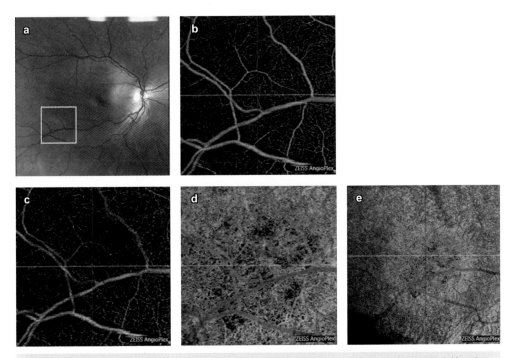

图15.4 脉络膜痣。（a）扁平的黄斑脉络膜痣。（b）浅表视网膜OCTA显示没有明显的血管异常。（c）深层视网膜OCTA显示没有异常。（d）脉络膜毛细血管显示与痣一致的信号丢失，和（e）更深的脉络膜OCTA显示高反射区，相对应于与浅色素病灶一致的相对低反射变化区

其上的视网膜血管改变。不过，随着病灶厚度增加，透过视网膜深层的隆起就可能表现为信号消失。倘若这些病灶的起源在脉络膜层，那么脉络膜痣就会表现出脉络膜毛细血管和脉络膜深层的多种OCTA改变。在更浅层的脉络膜毛细血管，观察到脉络膜痣部位的信号消失。在更深的脉络膜层，可能观察到高反射。高反射的原因还未清楚地了解，但可能代表组成这些病灶的脉络膜色素密度。

脉络膜黑色素瘤

葡萄膜黑色素瘤是成人最常见的原发性眼内恶性肿瘤，90%发生在脉络膜[14]。本节集中讨论后葡萄膜黑色素瘤，或者称为脉络膜黑色素瘤。临床检查发现隆起的脉络膜包块，有时伴有浆液性视网膜脱离。多模式成像术都可确定其活动性和渗漏特征。

有关脉络膜黑色素瘤的OCTA发现所知较少。不管实际肿瘤的位置何在，先前对黄斑OCTA发现的评估中，已证实深层中心凹无血管区扩大，浅层和深层毛细血管密度减小。这些血管改变的程度取决于肿瘤的大小，提示旁中心凹微血管缺血是由黑色素瘤本身引起的[17,18]。

OCTA可透过黑色素瘤本身，可用于评估小的葡萄膜黑色素瘤（即小于2.0 mm），因为脉络膜隆起较低，不会改变视网膜浅层和深层。小的脉络膜黑色素瘤及其

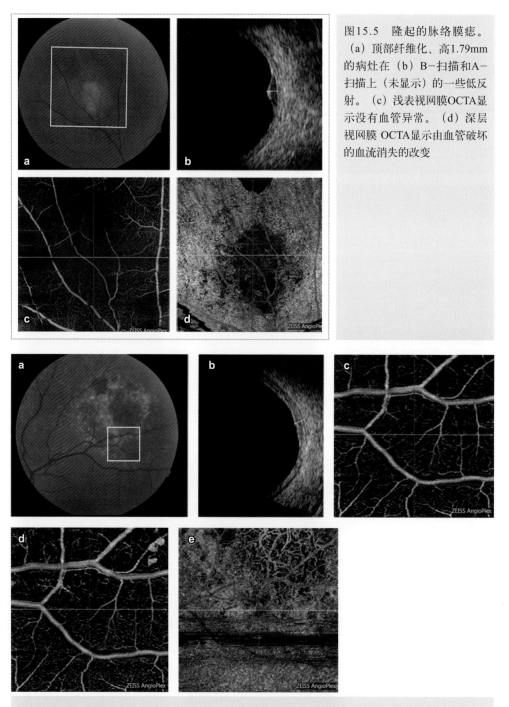

图15.5 隆起的脉络膜痣。（a）顶部纤维化、高1.79mm的病灶在（b）B-扫描和A-扫描上（未显示）的一些低反射。（c）浅表视网膜OCTA显示没有血管异常。（d）深层视网膜 OCTA显示由血管破坏的血流消失的改变

图15.6 隆起的脉络膜痣。（a）高1.65 mm有玻璃膜疣的病灶在B-扫描（b）和A-扫描上（未显示）的高反射。（c）浅表视网膜OCTA显示没有血管异常。（d）更深的脉络膜OCTA显示由血管破坏的血流消失的改变。（e）脉络膜血管层和更深的脉络膜OCTA显示血管破坏区主血流空洞改变

相应的 OCTA 影像的例子展示于图 15.7 和图 15.8。厚度小于 2.0 mm 的肿瘤，视网膜浅层常常没有明显的血管改变。而肿瘤之上的视网膜深层可能显示轻到中度的血管丢失。在黑色素瘤区域，脉络膜层可能通常表现为信号缺失。

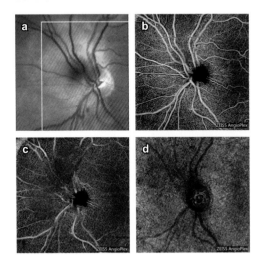

图15.7 视神经乳头周围脉络膜黑色素瘤。（a）视神经乳头周围隆起的黑色素瘤伴色素沉着。（b）浅表视网膜OCTA显示极小的血管异常。（c）深层视网膜OCTA显示病灶上轻度血管丢失。（d）脉络膜毛细血管OCTA显示在病灶顶部血流踪迹缺失，在病灶高度色素沉着区最突出

脉络膜转移癌

脉络膜转移癌是最常见的成人眼内肿瘤。然而，没有已知的癌症病史，要做出转移性肿瘤的诊断都会是挑战性的。大多数眼转移肿瘤发生在脉络膜，可能是因为它具有丰富的血供[1,14]。已详细描述的临床特征，如黄色、边界不规则、多发性病灶、双眼累及和超声图像上的不规则外观，都可能有助于做出正确的临床诊断。大多数患者有全身癌症的既往史：乳腺癌是发生转移最常见的类型，占病例的48% ～ 53%[14]。随后的是前列腺癌、皮肤黑色素瘤和肺癌[1,16]。在没有癌症病史的 34% 的患者中，肺是最常见的原发病灶[14]。

以前还没有报告过有关脉络膜转移肿瘤的OCTA 发现。OCTA 的发现可能有点像脉络膜黑色素瘤，时而有类似于脉络膜恶性肿瘤的样子。因此，我们发现脉络膜转移肿瘤在视网膜浅层只有很微小的改变，在视网膜深层有轻度改变，在脉络膜层信号缺失（图 15.9）。

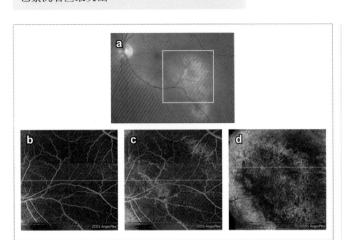

图15.8 脉络膜黑色素瘤。（a）旁中心凹黑色素瘤，高度2.3 mm。（b）浅表视网膜OCTA显示轻度血管破坏。（c）深层视网膜OCTA显示病灶之上和邻近病灶的中度血管丧失。（d）脉络膜毛细血管OCTA显示病灶血流消失，中央区最大

脉络膜血管瘤

脉络膜血管瘤是良性血管瘤，根据脉络膜受累程度不同表现为孤立性或弥漫性[14]。其诊断也是有挑战性的：在眼底图像上，它们可能类似于其他黑色素性的脉络膜病损，像脉络膜黑色素瘤、脉络膜转移癌、后巩膜炎、脉络膜肉芽肿、脉络膜骨瘤、淋巴瘤，或非典型的中心性浆液性视网膜病变[16]。孤立性血管瘤通常是橘红色、圆形，位于后极部，且接近视神经乳头[14,19]。相反，弥漫性血管瘤通常伸展并累及整个脉络膜，并常常伴有Sturge-Weber综合征背景下的同侧面部血管瘤[14]。

尽管超声和吲哚菁绿血管造影（ICGA）历来对诊断这些病灶最有帮助，但OCT可用于发现继发的视网膜形态改变[19]。弥漫性患者常表现为视网膜下液（28%）、视网膜水肿（14%）和光感受器丢失（43%）[16]。

先前还没有关于脉络膜血管瘤的OCTA发现的报告。与其他脉络膜肿瘤类似（如黑色素瘤或转移癌），脉络膜血管瘤在视网膜浅表层有微小的改变，视网膜深层有轻度改变，脉络膜层信号消失（图15.10）。

脉络膜骨瘤

脉络膜骨瘤是罕见的，骨性肿瘤常见于年轻女性。虽然是良性的，却有生长的能力：长期研究显示生长率为41%～

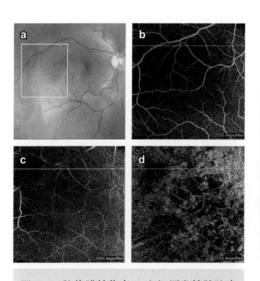

图15.9 脉络膜转移癌。（a）原发性肺腺癌患者，黄斑颞侧边界不清的黄色病灶。（b）浅表视网膜OCTA显示没有血管异常。（c）深层视网膜OCTA显示肿瘤的血流有一定丧失。（d）脉络膜毛细血管OCTA显示相应于病灶的信号丢失

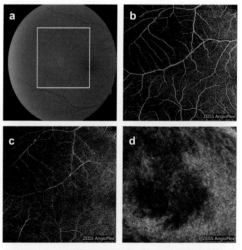

图15.10 脉络膜血管瘤。（a）黄斑的脉络膜肿瘤呈橘色穹隆形。（b）浅表视网膜OCTA显示没有明显血管改变。（c）深层视网膜OCTA显示病灶上血管轻度丢失。（d）脉络膜毛细血管OCTA证实病灶中央均匀一致的信号消失

51%[14]。在临床检查中，这些病灶看起来像视神经乳头旁边或黄斑的橘黄色斑块，如果脱钙会表现为白色区。

脉络膜骨瘤的内部结构用 OCT 是难以评价的，只是限于它的前表面和由此造成的其上视网膜的改变。这些肿瘤的不均匀性取决于钙化的量。肿瘤的钙化部分展示出完整的视网膜内外层、清楚的 RPE 层，并轻度透光。相反，肿瘤的脱钙部分显示出完整的视网膜内层、变薄的视网膜外层、不清楚的 RPE 层，肿瘤显著透光。

还没有经 OCTA 对脉络膜骨瘤自身特点的清晰描述。我们发现视网膜的浅表层和深层有微小甚至没有改变，脉络膜层显示与病灶伴随的信号丢失（图 15.11 和图 15.12）。骨瘤的位置不管是弥漫于黄斑还是局限于黄斑外，似乎都不影响这些特点。

脉络膜新生血管或许是与脉络膜骨瘤有关的可能威胁视力的并发症，尤其累及黄斑时。如果发现这种并发症，就立即开始抗 VEGF 治疗。Szelog 等人报告用 OCTA 可以确定新生血管的血管复合体，而用标准的荧光素血管造影却不能确定[20]。

特发性巩膜脉络膜钙化

巩膜脉络膜钙化是钙盐沉积在巩膜和脉络膜的结果，通常是特发性的，但有报告与高钙血症或罕见的全身综合征有关。这种病灶一般都是双眼的，通常见于颞上象限。其病灶可由多个孤立的黄色板片状病灶组成。

巩膜脉络膜钙化的 OCTA 显示，在视网膜浅表层和深层的孤立高反射区与实际的黄色板片状病灶本身相对应。在脉络膜层，有与病灶对应的、引人注目的信号丢失（图 15.13）。虽然巩膜脉络膜钙化和脉络膜骨瘤的超声图像特征可能难于鉴别，但特发性巩膜脉络膜钙化的 OCTA 特征清楚地显示累及在 OCTA 影像上的所有视网膜水平。

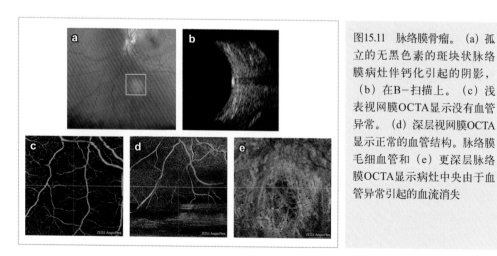

图15.11 脉络膜骨瘤。（a）孤立的无黑色素的斑块状脉络膜病灶伴钙化引起的阴影，（b）在B−扫描上。（c）浅表视网膜OCTA显示没有血管异常。（d）深层视网膜OCTA显示正常的血管结构。脉络膜毛细血管和（e）更深层脉络膜OCTA显示病灶中央由于血管异常引起的血流消失

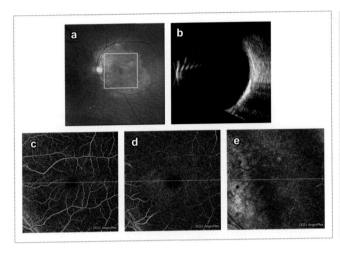

图15.12 脉络膜骨瘤。(a)广泛的累及黄斑的孤立性脉络膜肿瘤伴眼眶阴影在(b)B-扫描上。(c)浅表视网膜OCTA显示没有血管异常。(d)深层视网膜OCTA显示病灶中央弥漫性血管丧失。(e)脉络膜毛细血管OCTA显示不规则的高反射区

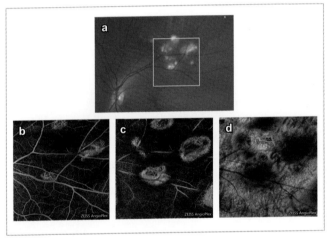

图15.13 巩膜脉络膜钙化。(a)孤立的颞上区斑片状脉络膜钙化区。(b)浅表视网膜OCTA显示肿瘤高反射区。(c)深层视网膜OCTA更加显示局部区域。(d)脉络膜毛细血管OCTA显示在病灶的各自区域对比的信号消失

15.3 伴有眼部血管并发症的癌

15.3.1 脉络膜肿瘤的放射治疗

采用放射治疗可达到对脉络膜黑色素瘤和脉络膜转移癌等肿瘤的局部控制。放射治疗后,当肿瘤不再生长时,治疗就成功了。虽然原发性脉络膜黑色素瘤需要比转移癌更大的放射剂量才能获得局部控制,但两种肿瘤可通过近距离疗法成功治疗。治疗过的脉络膜黑色素瘤或脉络膜转移肿瘤的多模式成像显示,造成其上视网膜相关的萎缩、色素丢失和放射敷帖床内普遍性脉络膜视网膜萎缩。

与治疗过的脉络膜肿瘤相关的OCTA所见是多样的,一般取决肿瘤治疗的时间长度。近期治疗的脉络膜黑色素瘤几乎不显示出临床改变,而与5年前的治疗相比,可能观察到与肿瘤相关的明显萎缩。图15.14显示1.79 mm厚的脉络膜黑色素瘤经碘-125短距治疗后3个月的OCTA表现。其上的视网膜浅表层和深层几乎没有改变。但是,脉络膜层显示出在

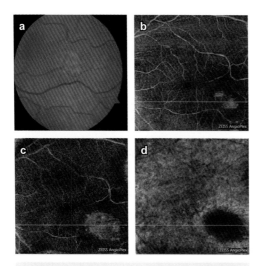

图15.14　治疗过的小的脉络膜黑色素瘤。
（a）3个月前脉络膜黑色素瘤经碘–125短距治疗。（b）浅表视网膜OCTA显示肿瘤表面高反射。（c）深层视网膜OCTA显示增强的高反射。（d）脉络膜毛细血管OCTA显示黑色素瘤中央血流消失

肿瘤边缘的血管切断，肿瘤中心的信号丢失。未曾治疗的黑色素瘤典型地表现为脉络膜层信号丢失；不过，脉络膜血管的切断可能是已治疗肿瘤更特征性的表现。图15.15显示1.50 mm厚的黑色素瘤经短距治疗后3个月的OCTA表现。视网膜浅表层和深层都显示出明显的肿瘤脂褐质，伴其他血管改变；而更深的脉络膜层显示信号丢失伴肿瘤边缘轻度血管切断效果。图15.16显示1.70 mm厚的黑色素瘤经短距治疗后2年的OCTA表现。毛细血管密度的丢失特别发生在颞侧黄斑的视网膜浅表层和深层；不过，已治疗肿瘤区有明显的信号丢失和脉络膜血管切断效果。我们已观察到脉络膜切断表现和信号丢失从治疗伊始随时间变得更加显著。

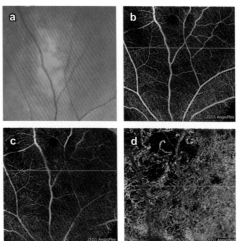

图15.15　治疗过的小的脉络膜黑色素瘤。
（a）3个月前脉络膜黑色素瘤经碘–125短距治疗。（b）浅表视网膜OCTA显示正常血管。（c）深层视网膜OCTA显示轻度血管异常。（d）脉络膜毛细血管OCTA显示黑色素瘤中央血流破坏。脉络膜毛细血管OCTA显示肿瘤周围血管丧失和切断

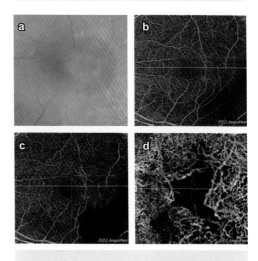

图15.16　治疗过的小的黄斑脉络膜黑色素瘤。
（a）2年前接受碘–125短距治疗的黄斑脉络膜黑色素瘤。（b）浅表视网膜OCTA显示其上血管的改变。（c）深层视网膜OCTA显示明显的血管损伤。（d）脉络膜毛细血管OCTA显示肿瘤中央血流消失，伴肿瘤周围血管切断

图 15.17 显示经碘 −125 短距治疗后 2 年的脉络膜转移肿瘤的外观。肿瘤其上的视网膜浅表层和深层血管有一些轻度改变，脉络膜层信号丢失（虽然一些血管还存在）。

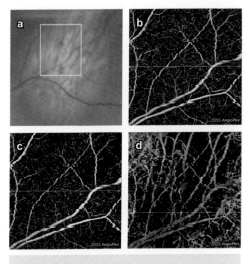

图15.17 治疗过的脉络膜转移肿瘤。（a）原发性非小细胞肺癌患者2年前因脉络膜转移癌接受短距放射治疗后的扁平脉络膜视网膜萎缩。（b）浅表视网膜OCTA 显示极小的改变。（c）深层视网膜OCTA显示病灶上明显的血管丢失。（d）脉络膜毛细血管OCTA显示病灶部位的血管减少

15.3.2 放射性视网膜病变

放射性视网膜病变是为局部肿瘤控制而接受放射治疗的患者视力丧失的首要原因。视网膜病变的范围包括黄斑水肿，并可能发展到全眼底的视网膜缺血，还可能包含有增生性放射病变的倾向[21]。在临床上，放射性黄斑病变包括视网膜出血和棉绒斑。不过，OCT 常常在患者有临床症状之前早期检查出毛细血管损害。

近来有一个对 7 例放射性视网膜病变的报告，Veverka 等人证实，视网膜深层和浅表层血管的 OCTA 能在通过黄斑的常规 OCT 成像发现视网膜水肿或缺损之前，显示中心凹无血管区增宽和毛细血管丢失[22]。

Say 等人也注意到这个发现：用碘 −125 短距治疗的 10 只眼中，与未治疗的对侧眼相比较，毛细血管密度降低。除此之外，所有患者临床表现正常。作者假设这是放射性视网膜病变的最早表现[23]。

图 15.18 显示与位于后部脉络膜黑色素瘤相关的黄斑所见，此例在 2 年前联合

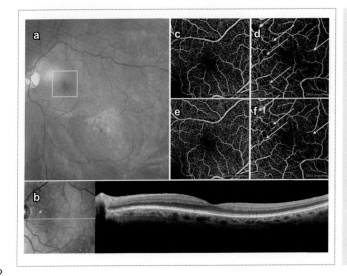

图15.18 早期放射性黄斑病变。（a）2年前用碘−125治疗的脉络膜黑色素瘤，和为减轻放射反应的硅油填充。视力1.0，正常视网膜轮廓，在（b）SD−OCT的B−扫描上。比较（c）对侧正常眼，浅表（d）视网膜OCTA显示毛细血管密度轻度降低，伴中心凹周围区的血流消失区（箭号），与（e）正常眼相比，（f）深层视网膜OCTA显示类似的血流消失区域（箭号）

碘 −125 短距治疗和玻璃体切除，并为减轻放射作用而使用了硅油。虽然视力是1.0，SD-OCT 看起来正常，但与对侧正常眼的 OCTA 相比，治疗眼有多个局限的视网膜浅表层和深层毛细血管丢失区。

中心凹无血管区扩大和毛细血管密度降低可能预示放射性黄斑病变的进展。图 15.19 显示 9 年前采用联合碘 −125 短距治疗脉络膜黑色素瘤还有 0.05 视力的黄斑所见。SD-OCT 显示渗出、视网膜

水肿和萎缩。伴有这种更晚期的放射性黄斑病变，有中心凹无血管区的进一步扩大，治疗眼的视网膜血管浅表层和深层毛细血管密度都降低。

图 15.20 显示 8 年前碘 −125 短距治疗的脉络膜黑色素瘤的黄斑所见，但只有数指很差的视力。OCT 显示囊样水肿和弥漫性黄斑萎缩。而且在视网膜浅表层和深层血管都观察到毛细血管密度的进一步降低和血管不规则。

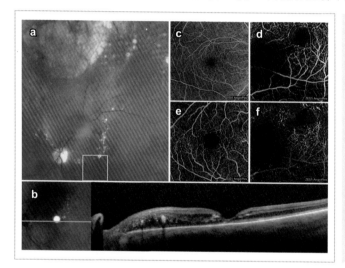

图15.19 中度放射性黄斑病变。（a）9年前碘−125短距放射治疗的脉络膜黑色素瘤，视力0.05。（b）SD-OCT的B-扫描显示异常视网膜轮廓，视网膜内高反射物质（渗出）、视网膜内水肿和中心凹萎缩。与（c）对侧正常眼比较，（d）浅表视网膜OCTA显示中心凹无血管区扩大及毛细血管密度显著降低。与（e）正常眼相比，（f）深层视网膜OCTA显示类似发现

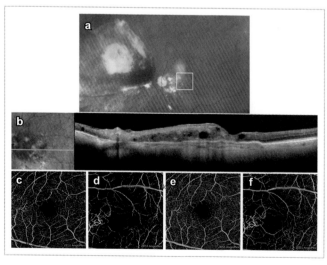

图15.20 晚期放射性黄斑病变。（a）8年前采用碘−125短距放射治疗的脉络膜黑色素瘤，数指的视力。（b）SD-OCT B-扫描显示弥漫性黄斑萎缩和视网膜内水肿。与（c）对侧正常眼相比，（d）浅表视网膜OCTA显示毛细血管密度严重降低伴中心凹无血管区扩大。与（e）对侧正常眼比较，（f）深层视网膜OCTA显示相似发现

15.4 MEK抑制剂引起的黄斑病变

一种新型的丝裂霉素激活蛋白激酶（MAP-kinase）相关的抑制剂，能阻止癌的增生，最近批准用于转移癌的治疗[24]。这些制剂与单一的或多发的黄斑浆液性视网膜脱离有关，呈剂量依赖性，通常可自限[25-27]。虽然临床上难以发现，但OCT在检测这些主要的亚临床发现时相当灵敏。不过我们发现OCTA在检查这些病损，特别是用正面成像特征时更加敏感。

图15.21显示双眼SD-OCT的特征和用正面OCT成像术时可检测出的病损数目增加。

15.5 结论

OCTA在眼肿瘤应用中有局限性。其中一些挑战包括肿瘤之上的视网膜的毛细血管层难以分层，这是由于肿瘤表面呈穹隆形或不规则形态。在高度增加的肿瘤更是如此。因此，在血管系统边缘和毛细血管可见度上常常有信号丢失。眼底的许多病灶有重度的色素沉着（包括痣、黑色素瘤和黑色素细胞瘤），可带来信号吸收的挑战，或某些病例引起高信号反射。此外，黄斑之外的病灶很难成像，这也许还限制OCTA在很多病损的应用。不过，未来技术的进步会克服这些缺点。而且，由于OCTA在黄斑区域外的局限性，对周边视网膜（相当多的放射性视网膜病变发生在那里）的检查，会需要继续使用荧光素血管造影（特别是宽视野成像）进行彻底评估。

OCTA能够提供甚至微小的视网膜血管改变的细节，期待可以进一步识别由眼肿瘤本身及其治疗诱发的视网膜血管损伤。最显著的是，OCTA将可能促进对放射性视网膜病变及其防治的更仔细研究。量化黄斑血管的能力将成为评价治疗干预和结果的重要工具。

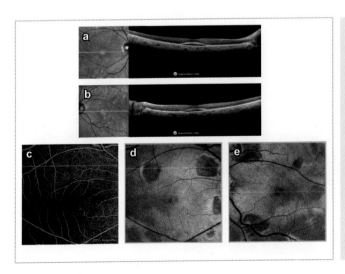

图15.21 MEK抑制剂引起黄斑病变的SD-OCT显示中心凹下浆液性视网膜脱离，在（a）右眼和（b）左眼黄斑；无赤光显示出大部分中心凹不规则。（c）浅表视网膜OCTA显示极少血管破坏。（d）右眼的正面分析识别出比临床检查或标准SD-OCT更明显的多发性局限性视网膜脱离。（e）左眼的正面像分析显示相似的多个区域的局限性视网膜脱离

参考文献

[1] Tailor TD, Gupta D, Dalley RW, et al. Orbital neoplasms in adults: clinical, radiologic, and pathologic review. Radiographics. 2013, 33(6):1739–1758.

[2] Melia BM, Abramson DH, Albert DM, et al. Collaborative Ocular Melanoma Study Group. Collaborative ocular melanoma study (COMS) randomized trial of I-125 brachytherapy for medium choroidal melanoma. I. Visual acuity after 3 years COMS report no. 16. Ophthalmology. 2001, 108(2):348–366.

[3] Oliver SC, Leu MY, DeMarco JJ, et al. Attenuation of iodine 125 radiation with vitreous substitutes in the treatment of uveal melanoma. Arch Ophthalmol. 2010, 128(7):888–893.

[4] McCannel TA, McCannel CA. Iodine 125 brachytherapy with vitrectomy and silicone oil in the treatment of uveal melanoma: 1-to-1 matched case-control series. Int J Radiat Oncol Biol Phys. 2014, 89(2):347–352.

[5] McCannel TA, Kamrava M, Demanes J, et al. 23-mm iodine-125 plaque for uveal melanoma: benefit of vitrectomy and silicone oil on visual acuity. Graefes Arch Clin Exp Ophthalmol. 2016, 254(12):2461–2467.

[6] Chalam KV, Sambhav K. Optical coherence tomography angiography in retinal diseases. J Ophthalmic Vis Res. 2016, 11(1):84–92.

[7] de Carlo TE, Romano A, Waheed NK, et al. A review of optical coherence tomography angiography (OCTA). Int J Retina Vitreous. 2015, 1(5):5.

[8] Choi W, Mohler KJ, Potsaid B, et al. Choriocapillaris and choroidal microvasculature imaging with ultrahigh speed OCT angiography. PLoS One. 2013, 8(12):e81499.

[9] Fang PP, Lindner M, Steinberg JS, et al. Clinical applications of OCT angiography. Ophthalmologe. 2016, 113(1):14–22.

[10] Liu L, Jia Y, Takusagawa HL, et al. Optical coherence tomography angiography of the peripapillary retina in glaucoma. JAMA Ophthalmol. 2015, 133(9):1045–1052.

[11] Ishibazawa A, Nagaoka T, Takahashi A, et al. Optical coherence tomography angiography in diabetic retinopathy: a prospective pilot study. Am J Ophthalmol. 2015, 160(1): 35–44.e1.

[12] Freiberg FJ, Pfau M, Wons J, et al. Optical coherence tomography angiography of the foveal avascular zone in diabetic retinopathy. Graefes Arch Clin Exp Ophthalmol. 2016, 254(6):1051–1058.

[13] Shields CL, Kaliki S, Rojanaporn D, et al. Enhanced depth imaging optical coherence tomography of small choroidal melanoma: comparison with choroidal nevus. Arch Ophthalmol. 2012, 130(7):850–856.

[14] Say EAT, Shah SU, Ferenczy S, et al. Optical coherence tomography of retinal and choroidal tumors. J Ophthalmol. 2011, 2011–385058.

[15] Chang MY, McBeath JB, McCannel CA, et al. "Shadow sign" in congenital hypertrophy of the retinal pigment epithelium of young myopic pigmented patients. Eye (Lond). 2016, 30(1):160–163.

[16] Medina CA, Plesec T, Singh AD. Optical coherence tomography imaging of ocular and periocular tumours. Br J Ophthalmol. 2014, 98 Suppl 2:ii40–ii46.

[17] Verdes-Malva A, Say EA, Ferenczy SR, et al. Differential macular features on optical coherence tomography angiography in eyes with choroidal nevus and melanoma. Retina. 2017, 37(4):731–740.

[18] Li Y, Say EA, Ferenczy S, et al. Altered parafoveal microvasculature in treatment-

naive choroidal melanoma eyes detected by optical coherence tomography angiography. Retina. 2017, 37(1):32–40.

[19] Heimann H, Jmor F, Damato B. Imaging of retinal and choroidal vascular tumours. Eye (Lond). 2013, 27(2):208–216.

[20] Szelog JT, Bonini Filho MA, Lally DR, et al. Optical coherence tomography angiography for detecting choroidal neovascularization secondary to choroidal osteoma. Ophthalmic Surg Lasers Imaging Retina. 2016, 47(1): 69–72.

[21] Wen JC, Oliver SC, McCannel TA. Ocular complications following I-125 brachytherapy for choroidal melanoma. Eye (Lond). 2009, 23(6):1254–1268.

[22] Veverka KK, AbouChehade JE, Iezzi R, et al. Noninvasive grading of radiation retinopathy: the use of optical coherence tomography angiography. Retina. 2015, 35(11):2400–2410.

[23] Say EA, Samara WA, Khoo CT, et al. Parafoveal capillary density after plaque radiotherapy for choroidal melanoma: analysis of eyes without radiation maculopathy. Retina.

2016, 36(9):1670–1678.

[24] Flaherty KT, Robert C, Hersey P, et al. METRIC Study Group. Improved survival with MEK inhibition in BRAF-mutated melanoma. N Engl J Med. 2012, 367(2): 107–114.

[25] McCannel TA, Chmielowski B, Finn RS, et al. Bilateral subfoveal neurosensory retinal detachment associated with MEK inhibitor use for metastatic cancer. JAMA Ophthalmol. 2014, 132(8):1005–1009.

[26] van Dijk EH, van Herpen CM, Marinkovic M, et al. Serous retinopathy associated with mitogen-activated protein kinase kinase inhibition (binimetinib) for metastatic cutaneous and uveal melanoma. Ophthalmology. 2015, 122 (9):1907–1916.

[27] Urner-Bloch U, Urner M, Jaberg-Bentele N, et al. MEK inhibitor-associated retinopathy (MEKAR) in metastatic melanoma: long-term ophthalmic effects. Eur J Cancer. 2016, 65:130–138.

（王　琳　译，惠延年　审校）

第 16 章
OCTA 与青光眼

Gábor Holló

概要：

青光眼是世界上不可逆视力丧失和盲的常见原因之一，几十年来已经提出，视神经盘和盘周视网膜的血管调节异常是青光眼发生和进展的一个危险因素。OCTA 作为一种新的、非侵入性功能成像技术，会同空间对应的正面结构 OCT 影像，可以各自分析和测量视神经乳头和盘周视网膜的不同层次的血管密度和灌注。OCTA 可以选择性观察结构异常区域的灌注，这有助于精确诊断，也可能增进我们对青光眼病理生理学的了解，检测青光眼的进展。本章内容旨在说明怎样理解和评估视神经乳头和盘周视网膜的 OCTA 发现。通过临床病例，一步一步地向读者介绍这个领域，从健康眼的发现、转向视神经乳头出血特征、弥漫性和局灶性青光眼性视神经乳头、视网膜神经纤维层损害，到伪影测量，以及青光眼性与非青光眼性灌注异常的鉴别等。

关键词：

AngioVue OCT，OCTA，视神经乳头出血，正面 OCT 影像，青光眼，视神经乳头灌注，视网膜神经纤维层

16.1 为什么用 OCTA 做青光眼视神经乳头评估

视神经乳头和盘周视网膜的血管调节异常被认为是开角型青光眼发生和进展的危险因素之一 [1]。此外，在所有类型的青光眼中，青光眼性神经视网膜边沿和视网膜神经纤维层的丢失，与视神经乳头和盘周视网膜的灌注减少有关。因此，近几十年来，多种技术用于对视神经乳头及盘周的灌注行非侵入性测量 [2-4]。然而，视神经乳头和盘周视网膜的血管结构及其调节，在跨越视网膜层次以及在视网膜与脉络膜之间各自是不同的。在过去的几十年，临床可用的非侵入性技术都不能很好地区分不同层次、与灌注相关的信息。这就是为什么研究聚焦于眼灌注的眼球测量的原因，例如球后灌注、眼球视网膜氧化，以及眼部灌注压力 [4]。

与早些的技术相比，现代 OCT 的精准分层使得准确获得视网膜各层次（结构信息）及每一层的灌注地图（功能信息）成为可能 [5-9]。这使得临床医师可以使用非侵入的方式逐层地对相应的结构和功能信息（正面血管造影图像和正面视网膜影像）进行评估。在实际工作中，如果临床

医师检出了一个提示青光眼性损害的异常，他或她就可以逐层分析，可以仅关注感兴趣的那一层的相关结构和功能特性。灌注相关的功能数据和结构相关的解剖数据提供补充的信息。

当研究青光眼的血管或灌注减少时，除了定性评估，对灌注的精确测量也很重要。OCTA 提供对视神经乳头和盘周灌注的定性评估和定量测量两种选择。定量参数是血管密度（表达为在明确界定的视网膜层，测量面积内血管占比）和血流指数（整个正面血管造影图像的平均去相关值）[5-9]。这些参数在正常眼和青光眼中都具有可重复性；在青光眼是减低的；减少值与青光眼性视野恶化、视神经纤维层厚度、内层黄斑视网膜厚度以及青光眼的阶段有关[5-9]。

重要的是需注意到，晚期青光眼性视神经乳头和视网膜神经纤维层损害由局部缺损构成；因此，在很多早期和中期严重的青光眼病例，仅有局限的神经视网膜边沿和视网膜神经纤维层损害出现。这些局限性缺损的最典型的位置，是颞上和颞下的视神经乳头及盘周扇形区域。当考察一只有局限性缺损的青光眼性眼时，分别测量受损区域的灌注，比使用整个视神经乳头或盘周区域的灌注数据更有信息性，因为来自正常区域的信号会减少局部灌注减低对结果造成的影响。为了提供对不同扇形区域盘周血管密度测量的分析，AngioVue OCT 使用了最近引入的软件版本（Optovue 2015.100.0.33 软件版本）。在本章中，展示的临床病例图像应用了该

设备和软件版本。近来已经证明，在视网膜神经纤维层测量的扇形区血管密度的减少，可以先于临床显著的视网膜神经纤维层变薄和视野损害出现，它在空间上与变薄的视网膜神经纤维束相对应[8]。重要的是，要强调 OCTA 是基于检测运动的红细胞，因此，无灌注的血管（在血管强烈收缩期间），充满静止的血液（血管闭塞）的血管和血管外的血液（出血）不能被这项技术识别。

16.2 用 OCTA 确定视神经乳头及盘周血管密度

AngioVue OCT 获得振幅去相关的血管造影图像[5-9]。这意味着只用运动的元素（循环中的红细胞）提供与灌注相关的信息。A- 扫描的速率是每秒 7 万次扫描，光源以 840 nm 为中心，使用的带宽为 50 nm。每个 OCTA 体积包含 304 × 304 A- 扫描，两个连续的 B- 扫描，这是在移至下一个取样位置前，每个固定位置所捕捉到的。分频幅去相关血管造影用于提取 OCTA 的信息。使用运动校正以最小化微扫视和固视改变引起的运动伪影。当垂直于厚度观察时，OCTA 的信息展示为去相关值的平均数。该软件自动给出 6 个盘周扇形区和 4 个正面视网膜层图像（图 16.1）。软件提供的盘周扇形区是基于 Garway-Heath 地图[10]。相应的正面血管密度和从玻璃体到脉络膜的视网膜层依次是：①视神经乳头层（最内层）；②玻璃体 - 视网膜边界；③ OCTA 图像上的放射状盘

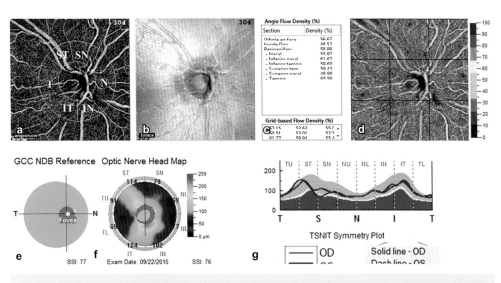

图16.1　健康右眼的OCTA正面图像，（a, d）放射状盘周的毛细血管层，（b）视网膜神经纤维层的正面结构OCT，（c）血管密度和血流密度测量报告，（e）神经节细胞复合体，（f）视网膜神经纤维层地图，（g）视网膜神经纤维层厚度对称图

周毛细血管层，配以结构视网膜图像上的视网膜神经纤维层；④视网膜－脉络膜边界。使用"血管结构－功能"概览展示，OCT血流图在上排水平依序展示，对应的结构图在下排水平依序展示。在为青光眼评估的OCTA，放射状盘周毛细血管层是最重要的一层，因为它代表视网膜神经纤维层的灌注。放射状盘周毛细血管层被定义为在视网膜神经纤维层最外侧和内界膜间的所有组织。与青光眼鉴别诊断有关的另一层次，是从内界膜到玻璃体延伸的150 μm厚的视神经乳头层。为了青光眼研究，通常使用4.5 mm×4.5 mm的扫描尺寸。内椭圆轮廓（为定义视神经乳头）由基于OCT正面图像上自动将椭圆适配到盘缘获得。盘周区域定义为椭圆内、外之间的区域。内、外椭圆轮廓线之间的环宽通常是0.75 mm。不

需要瞳孔散大即可获得理想的图像质量（信号强度指数 > 50）。

16.3　健康视神经乳头的OCTA

图16.1显示了一64岁女性健康右眼的放射状盘周毛细血管层、相应的内层黄斑视网膜厚度[神经节细胞复合体（GCC）]地图、360度视网膜神经纤维层厚度图和对称的曲线图、由OCTA测量的视神经乳头和盘周血管密度。盘周血管密度的测量区（图16.1a）被再分成6个扇形区：颞上（ST）、颞侧（T）、颞下（IT）、鼻下（IN）、鼻侧（N）、和鼻上（SN）区。对应的正面结构图像（图16.1b）显示，在所有各区及在整个成像区域，视网膜神经纤维层均呈现均匀的正常反射性。血管密度在视神经乳头区是

48.5%，整个盘周区是 59%，各区的血管密度值介于 55%（鼻侧）和 65.5%（颞侧）之间（图 16.1c）。这个范围对正常眼在放射状盘周毛细血管层是典型的。在彩色编码的血管密度图上，血管（主要的视网膜血管和毛细血管区）用黄色和红色表示（图 16.1d）。色彩强度对应于测量的信号强度。在 OCTA，无灌注或低灌注的彩色编码用蓝色表示（在这个图像上不出现）。GCC 图（图 16.1e）和视网膜神经纤维层厚度图（图 16.1f）正常，在正常限度内，视网膜神经纤维层厚度的对称性也在正常限度内（图 16.1g）。

16.4 健康眼和终末期青光眼的血管密度比较

图 16.2 显示青光眼如下的 OCTA 发现，同一位 48 岁男性患者，右眼为终末期青光眼（杯／盘比 1.0），而高眼压的左眼成功施行了小梁切除术，几乎是健康眼，通过右眼的血管密度图（图 16.2a）、正面结构图像（图 16.2b）、彩色编码的血管密度图（图 16.2c）与左眼的相应图像和地图（图 16.2d，图 16.2f）进行比较。在右眼，密度图（图 16.2a）可见弥漫性血管缺失（缺乏灌注）。视网膜神经纤维层变暗（由于弥漫性视网膜神经纤维丢失，使光反射性降低；图 16.2b），与左眼明亮的视网膜神经纤维层（图 16.2e）形成对比。右眼的彩色编码血管密度图的彩色有点带蓝色，而左眼呈现明亮的黄色和红色（图 16.2c，图 16.2f）。右眼的 GCC 和视网膜神经纤维层厚度值在正常限度之外，而左眼在正常限度内（图 16.2g）。在放射状盘周毛细血管层，盘周扇形区的血管密度值，在右眼为 40.8% ~ 47.5%，左眼为 53% ~ 59%。

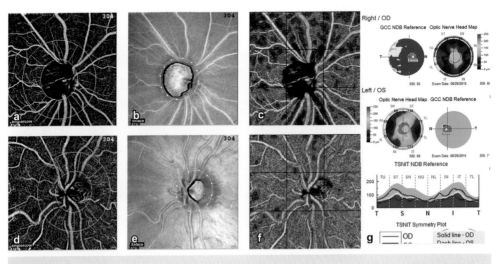

图16.2　比较右眼放射状盘周毛细血管层用OCTA获取的血管密度地图与（a~c）严重的弥漫性青光眼性损害。（d~f）同一患者几乎健康的左眼。（g）显示双眼的神经节细胞复合体和视网膜神经纤维层厚度地图及其数值

16.5 晚期青光眼弥漫性灌注损伤和视网膜神经纤维丢失

图16.3和图16.4呈现了2例晚期青光眼的视神经乳头及盘周的OCTA发现，以及相应的视网膜神经纤维层、GCC和视野改变。图16.3显示在放射状盘周毛细血管层，盘周血管密度减少（右眼；图16.3a，图16.3c）。灌注最严重的丢失见于颞下方和颞上方（彩色编码的血管密度图上深蓝色神经纤维束的区域；图16.3c）。这些特别严重的神经纤维束丢失（星号）也可见于正面视网膜神经纤维层图像上（图16.3b），即使视网膜神经纤维丢失（视网膜神经纤维层变暗）在

12点到6点之间以及8点到10点之间的扇形区是弥漫性的。也可以看到两个狭窄的视网膜神经纤维束有某些轻微的损伤（箭号）：其中一个相对较宽，位于颞下7点钟的位置；而另一个是窄的，位于11点钟的位置（图16.3b）。这些相对完整的神经纤维束对应着相对完好保存的血管密度（图16.3c，箭号）。图16.3显示，即使在这些区域，内层黄斑视网膜厚度和视网膜神经纤维层厚度也超出正常限度。这显示，正面灌注和神经纤维层地图，允许检测埋藏于严重损伤的环境中的相对完整的结构，为细微鉴别提供选择。功能性的后果显示在相应的视野中（图16.3e）。视野显示敏感度的严重弥漫性丢失，除了

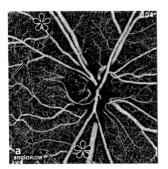
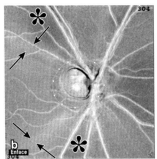
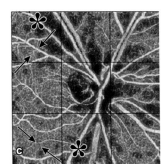

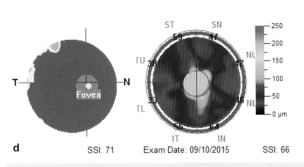
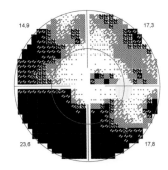

图16.3 晚期青光眼。(a, c) 正面血管密度及 (b) 视网膜神经纤维层图像，(d) 神经节细胞复合体和视网膜神经层的结果，及 (e) 相应的视野，(a～c) 有两个未受损的窄的神经纤维束（箭号），星号指示最严重的神经纤维束丢失。用箭号指示保存的神经纤维束及其在血管密度地图上的位置

下方旁中心区、空间上对应于完整的颞上神经纤维束及其未损害的灌注，以及一个更大的上方旁中心区，空间上对应于更宽的颞下未损害的神经纤维束及灌注。

图16.4举例说明另一例严重的弥漫性视网膜神经纤维层变薄，及放射状盘周毛细血管层灌注减少。在这个病例中，保留了（箭号）一个较宽的盘斑束和一个宽的鼻下方神经纤维束（图16.4a）及其血管密度（图16.4b）。保留的纤维束及其未受损的灌注，分别由保留的中央及颞上视野所代表（图16.4c）。

16.6 早期青光眼的局灶性灌注损害和视网膜神经纤维丢失

图16.5显示正面OCTA和正面视网膜神经纤维层成像在相对的早期青光眼

中是怎样有用的（57岁女性原发性开角型青光眼患者的右眼，Octopus视野平均缺损5.2 dB）。视野显示一个广泛的上方和一个小的下方鼻侧阶梯（图16.5a），空间上分别对应于一个宽的颞下视网膜经纤维层丢失和GCC变薄，以及一个窄的颞上神经纤维层厚度变薄（图16.5b）。正面视网膜神经纤维层地图（图16.5c）和彩色编码血管密度地图（图16.5d）分别显示相应的局限性神经纤维束损害以及包埋于正常视网膜神经纤维层即正常视网膜灌注中的相应的灌注减少（箭号）。

16.7 用OCTA鉴别动脉瘤和青光眼视神经乳头深层出血

视神经乳头出血被认为是青光眼持续性进展的指标。因此，当检出视神经乳

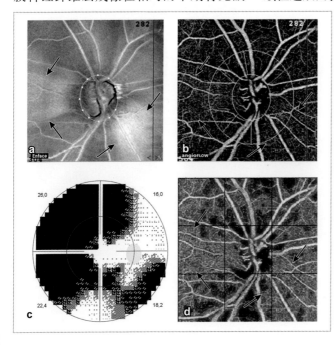

图16.4 晚期青光眼。（a）正面视网膜神经纤维层，（b, d）放射状盘周毛细血管层的正面血管密度图像，及（c）相应的视野，有两个未受损的、宽的神经纤维束（箭号）

头出血时，常常提示强化治疗。然而，一个动脉瘤嵌入神经视网膜边沿会被误判为一个深层出血[11]。在确实患上青光眼、首次由眼科医师诊疗患者时，鉴别一个动脉瘤和一个深层视神经乳头出血可能特别困难。图16.6举例说明OCTA在区分动脉瘤与真正的青光眼视神经乳头出血中的有效性。血管密度地图（图16.6a，图16.6c）显示位于鼻下方的动脉瘤的高血流（白箭号）。在这样的正面神经纤维层地图中不能识别动脉瘤（图16.6b）；因此，它的红色可能提示检眼镜检查时出血。真正的神经纤维层变薄和灌注损害主要在颞上和颞侧（图16.6b，图16.6c，黑箭号）。如在本章中前已提到，真正出血由于缺少红细胞移动并不能被OCTA检出[11]。相反，动脉瘤以高速血流和高信号强度为特点，使两种病变容易鉴别。

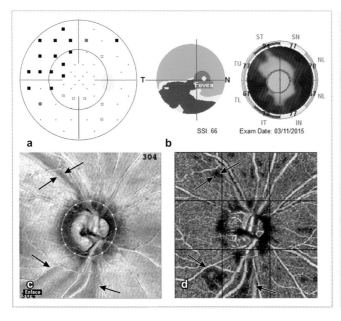

图16.5 相对早期青光眼。（a）视野。（b）神经节细胞复合体和视网膜神经纤维层厚度报告。（c）相应的正面视网膜神经纤维层及（d）血管密度地图，箭号指示受损的视网膜神经纤维束

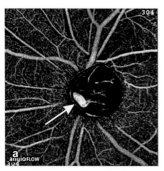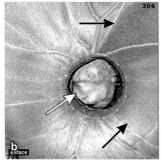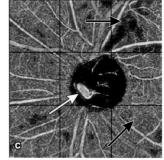

图16.6 青光眼伴视神经乳头血管的动脉瘤。（a, c）血管密度地图。（b）正面视网膜神经纤维层图像，类似一个深层视神经乳头出血（白箭号）。黑箭号指示最严重的视网膜神经纤维层损害

16.8 真正视神经乳头出血的 OCTA 体征

图 16.7 和图 16.8 分别显示在晚期和早期青光眼中视神经乳头出血的 OCTA 特征[11]。在图 16.7，左眼视神经乳头出血位于 9 点位（白箭号）。出血在所有的正面结构地图中均可以发现，其在相应的血管密度地图中仅见微小的暗影效应（信号强度降低）（图 16.7a）。出血的位置紧挨着严重的、宽的视网膜神经束变薄区，提示局部的损害在持续进展。相应的视野

（图 16.7b）、正面视网膜神经纤维层地图（图 16.7c）和彩色编码的血管密度地图（图 16.7d）均显示严重的青光眼性损害。

图 16.8 显示早期青光眼中 7 点位置的一个视神经乳头出血（右眼）。出血（白箭号）位置紧挨着一个窄的神经纤维束缺损（黑箭号），提示病变持续进展。出血在最内层的正面结构图像（在视神经乳头层）上更易被发现，而在血管密度地图中保持不可检出，在后者，与神经纤维缺损在空间上相对应的低灌注清楚可见（图 16.8a）。相对应的 GCC 和视网膜

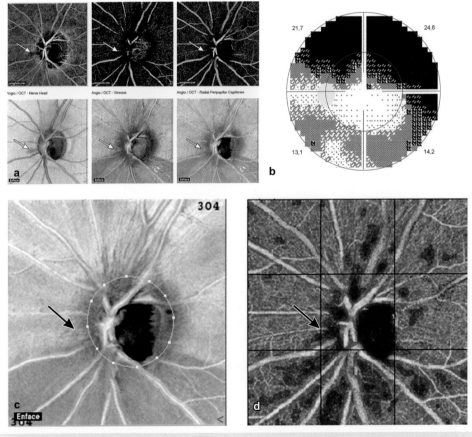

图16.7　晚期青光眼的浅层视神经乳头出血（箭号）。（a）正面OCTA和视网膜层次的概观。（b）视野。（c）视网膜神经纤维层 。（d）放射状盘周毛细血管层血管密度地图

神经纤维层变薄（图 16.8b）、血管密度地图（图 16.8c）、正面视网膜神经纤维层地图（图 16.8d）和彩色编码的血管密度地图（图 16.8e）均显示与神经纤维束损害一致的恶化。

16.9 类似灌注损害和神经纤维丢失的伪影检测

当测量视网膜神经纤维层和内层黄斑视网膜厚度时，玻璃体漂浮物可引起遮挡效应。类似的效应在 OCTA 也并非少见。未做详细的临床检查，由没认识到的玻璃体漂浮物所致的信号强度减弱，可能引起诊断错误。当其形状与神经纤维束的形状类似时，玻璃体漂浮物的影响特别成问题。

图 16.9 显示，在一青光眼的右眼，一个位于颞上的玻璃体漂浮物形态类似神经纤维束，它影响 OCTA 的结果，以及怎样从真正的损害鉴别出伪影。图 16.9a 显示在所有的正面血管密度层次，这个遮蔽伪影（白箭号）是怎样的与真正的神经纤维束灌注缺损相似。这个伪影的性质在相应的正面结构图像中有点容易识别。血管密度测量地图（图 16.9b，图 16.9d）和正面视网膜神经纤维层地图（图 16.9c）都提示颞上（伪影）和颞下（真正的损害）一个严重的神经纤维束型缺损。当患者后来复查时（玻璃体漂浮物从成像区移开），遮蔽效应不再可见，而真正的神经纤维束损害（黑箭号）和空间对应的血管密度降低保持不变（图 16.9e）。

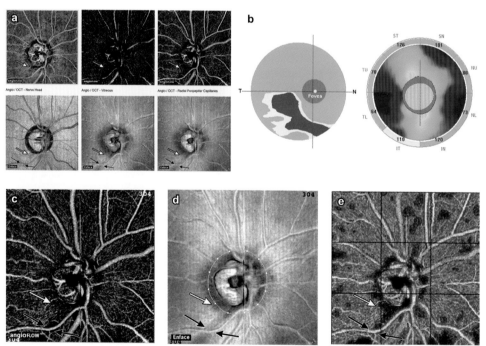

图16.8 （a，c~e）早期青光眼伴浅层视神经乳头出血（白箭号），邻近的神经纤维束缺损的位置（黑箭号）。（b）相应的神经节细胞复合体和视网膜神经纤维层地图

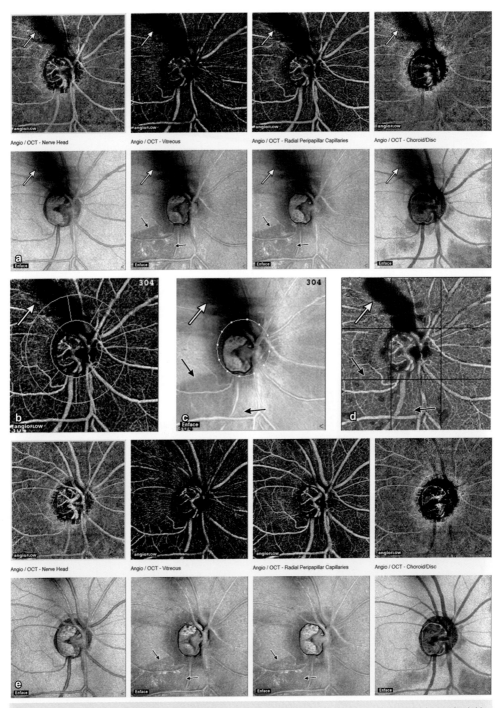

图16.9 （a~d）青光眼患眼玻璃体漂浮物（白箭号）的遮挡效应，模仿一个视网膜神经纤维束缺失。（e）玻璃体漂浮物从原位移开后的同一区域。真正的视网膜神经纤维层损害区由黑箭号指示（a，c~e）

16.10 用 OCTA 鉴别诊断青光眼

在采用 OCTA 的发现做出临床诊断或达到疾病的稳定性之前，详细的眼部和患者临床检查是至关重要的。OCTA 的发现并不具疾病特异性，因此，鉴别血管密度下降是由青光眼还是由其他疾病导致的，没有临床评估是不可能的。图 16.10

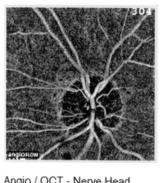

Angio / OCT - Nerve Head

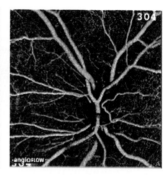

Angio / OCT - Vitreous

Angio / OCT - Radial

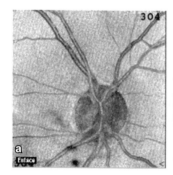

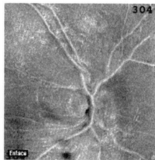

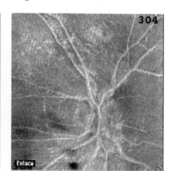

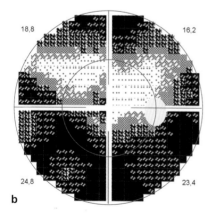

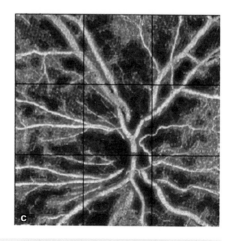

图16.10 严重弥漫性视神经乳头苍白。（a, c）正面OCTA和视网膜地图。（b）视野。详细解释见正文

显示一例由早期视神经炎导致的严重视神经乳头苍白病例右眼的正面血管密度和正面视网膜图像（图16.10a）。在彩色编码的血管密度地图上，视神经乳头和盘周灌注缺乏（图16.10c）与终末期青光眼非常相似（图16.2，右眼）。视野损害严重，并且具有神经纤维束状受损（图16.10b）。图16.11显示一例急性非动脉炎性前部缺血性视神经病变（右眼）。在所有正面血管灌注地图上，视神经乳头下方和鼻侧边缘周围灌注缺乏（白箭号），与所有正面结构图像上所见的水肿(图16.11a,黑箭号)及视神经乳头照相上的水肿（图16.11b,

黑箭号）空间上相对应。视野显示，对应的上方损害（图16.11c），测量的神经纤维层厚度较对侧健眼在下方和鼻侧异常增加（图16.11d）。

视神经乳头玻璃疣（白箭号）的压迫也可引起盘周灌注的减少和神经纤维丢失（图16.12，白箭号，一位39岁男性患者的右眼）。图16.12a显示下方的12～7点位置之间的GCC和视网膜神经纤维层明显变薄。空间对应的视网膜神经纤维缺失和血管密度降低分别见于图16.12b和图16.12c。

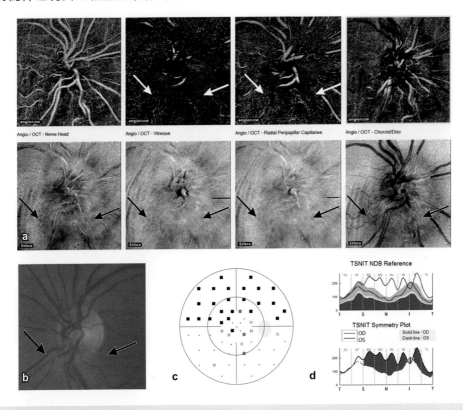

图16.11　急性非动脉炎性前部缺血性视神经病变眼。（a）正面OCTA和视网膜图像。（b）视神经乳头照相。（c）视野。（d）视网膜神经纤维层厚度对称图。a中用白箭号指示无灌注区，a、b中用黑箭号指示视神经乳头水肿区

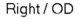

Right / OD

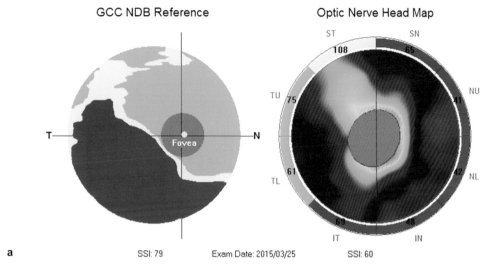

GCC NDB Reference

Optic Nerve Head Map

a　　　　　　SSI: 79　　　Exam Date: 2015/03/25　　SSI: 60

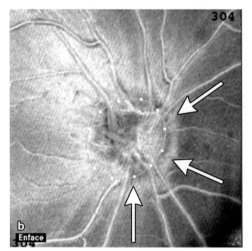

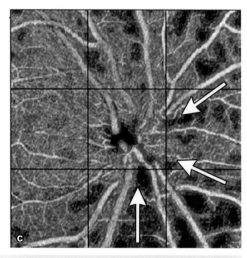

图16.12　视神经乳头玻璃疣（箭号）引起广泛的视网膜神经纤维缺失。（a）神经节细胞复合体与视网膜神经纤维层厚度地图。（b）正面视网膜神经纤维层。（c）盘周毛细血管层的血管密度地图

有髓视网膜神经纤维也可以类似于在有髓纤维区内、放射状盘周毛细血管层的血管灌注减低[12]。这是由于髓鞘的体积可将神经纤维向玻璃体移位。同时，这种位置的改变可导致有髓鞘区内 OCTA 在视神经乳头层的血管密度增加[12]。图 16.13

显示有髓神经纤维效应的 OCTA 不同表现，在同一只眼有 Zinn-Haller 血管环。有髓神经纤维位于上方（图 16.13a，黑箭号）。在所有正面 OCTA 图像中，它们引起血管密度降低，而且在正面结构图像中出现（图 16.13b）。在视神经乳头层

中（图16.13c），深层视神经动脉环（Zinn-Haller 环）在血管密度地图中清楚可见（白箭号）。这个环在大多数眼中不完全或较少可见。有髓神经纤维在相应的放大的正面结构的图像也是可见的（图16.13d）。由于在有髓纤维区髓鞘的存在，血管密度是减少的（图16.13e）。在放射状盘周毛细血管层，视神经乳头和盘周血管密度在有髓纤维区内减少（图16.13f～h），但是与更浅层观察的相比，血管密度减少的分布有所不同（图16.13e）。这些发现以及原先发表的病例报告[12]都提示，

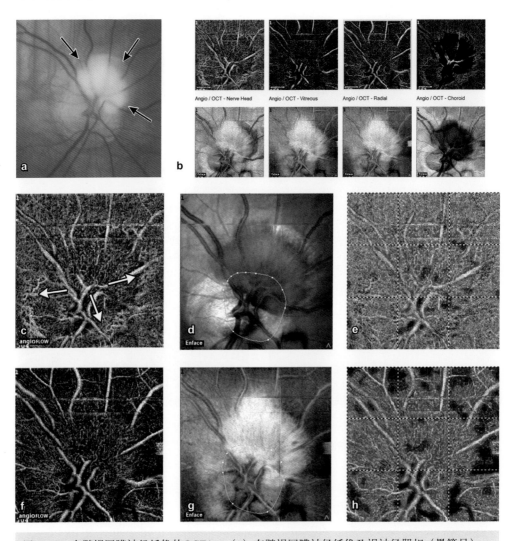

图16.13 有髓视网膜神经纤维的OCTA。（a）有髓视网膜神经纤维及视神经照相（黑箭号）。（b）正面OCTA和视网膜层。（c, e）血管密度。（d）视神经乳头层的视网膜图像。（f, h）血管密度。（g）放射状盘周毛细血管层的正面图像。（c）Zinn-Haller血管环以白箭号指示

当有髓视网膜神经纤维存在时，需要谨慎地解释 OCTA 的结果。

16.11 OCTA 在青光眼研究和临床的未来

OCTA 在青光眼的临床应用始于 1 年前。它已证明，在视网膜神经纤维层厚度明显偏离正常范围之前，盘周血管密度可能降低。这提示 OCTA 在早期青光眼诊断中的重要性。当前尚无 OCTA 在早期检测青光眼进展有效性的可用信息。这是因为自其引入临床实践，经过的时间尚短。盘周扇形区的血管密度值似乎对青光眼性灌注损失的定量特征特别具有信息性。因此，扇形区边界的细化，或者由制造商提供扇形区边界的个体化定义选择项，可能增加此方法的精确度。毋庸置疑，在未来几年，OCTA 在青光眼的应用将快速发展。

16.12 致谢

Gábor Holló 是 Optovue, Inc. 免费顾问。

参考文献

[1] Quaranta L, Katsanos A, Russo A, et al. 24-hour intraocular pressure and ocular perfusion pressure in glaucoma. Surv Ophthalmol. 2013, 58(1):26–41.

[2] Holló G, van den Berg TJ, Greve EL. Scanning laser Doppler flowmetry in glaucoma. Int Ophthalmol. 1996–1997, 20(1–3): 63–70.

[3] Holló G, Greve EL, van den Berg TJ, et al. Evaluation of the peripapillary circulation in healthy and glaucoma eyes with scanning laser Doppler flowmetry. Int Ophthalmol. 1996–1997, 20(1–3):71–77.

[4] Pinto AL, Willekens K, Van Keer K, et al. Ocular blood flow in glaucoma: the Leuven Eye Study. Acta Ophthalmol. 2016, 94(6):592–598.

[5] Liu L, Jia Y, Takusagawa HL, et al. Optical coherence tomography angiography of the peripapillary retina in glaucoma. JAMA Ophthalmol. 2015, 133(9):1045–1052.

[6] Wang X, Jiang C, Ko T, et al. Correlation between optic disc perfusion and glaucomatous severity in patients with openangle glaucoma: an optical coherence tomography angiography study. Graefes Arch Clin Exp Ophthalmol. 2015, 253(9):1557–1564.

[7] Pechauer AD, Jia Y, Liu L, et al. Optical coherence tomography angiography of peripapillary retinal blood flow response to hyperoxia. Invest Ophthalmol Vis Sci. 2015, 56(5):3287–3291.

[8] Holló G. Vessel density calculated from OCT angiography in 3 peripapillary sectors in normal, ocular hypertensive, and glaucoma eyes. Eur J Ophthalmol. 2016, 26(3):e42–e45.

[9] Lévêque P-M, Zéboulon P, Brasnu E, et al. Optic disc vascularization in glaucoma: value of spectraldomain optical coherence tomography angiography. J Ophthalmol. 2016, 2016:6956717.

[10] Garway-Heath DF, Poinoosawmy D, Fitzke FW, et al. Mapping the visual field to the optic disc in normal tension glaucoma eyes. Ophthalmology. 2000, 107(10):1809–1815.

[11] Holló G. Combined use of Doppler OCT and en face OCT functions for discrimination of an aneurysm in the lamina cribrosa from a disc hemorrhage. Eur J Ophthalmol. 2015, 26 (1):e8–e10.

[12] Holló G. Influence of myelinated retinal nerve fibers on retinal vessel density measurement with AngioVue OCT angiography. Int Ophthalmol. 2016, 36(6):915–919.

（张　含　译，惠延年　审校）

第 17 章
OCTA 与眼前节血管

Christophe Baudouin, Stephanie Hayek, Adil El Maftouhi

概要：

OCTA 实际上是为视网膜疾病的一场革命，现在对于眼前节血管也具有同样的潜力。的确，眼表及虹膜血管不容易检查，荧光素血管造影很少应用于这样的评估，而且不容易重复。OCTA 是一种完全的非侵入性技术，可以根据需要随时间常常重复，因此能为随访疾病的进展和监控疗效提供极好的可能性。角膜新生血管可能是多种角膜疾病的严重并发症，也是角膜移植术后角膜排斥的一种高危因素。结膜评估、肿瘤发展、青光眼手术后的滤过泡形成，都是 OCTA 许多可能性应用的例子。早期检出虹膜新生血管，也是监测缺血性视网膜疾病一个主要目标，现在可以容易地用 OCTA 进行。此外，由于 OCTA 依赖运动的结构，而非光学密度，在裂隙灯检查与 OCTA 血管密度之间的明显差别，强烈提示这种新工具不仅切中血管，而且是整个不可见的平行的管道网，即淋巴管。一种新的眼前节症状学可能在我们手中，将肯定有益于未来持续不断的技术进步。

关键词：

OCTA，眼前节，血管，角膜，结膜，虹膜，虹膜红变，淋巴管，青光眼手术

17.1 引言

目前，眼前节血管的评估仅限于裂隙灯照相，或采用荧光素血管造影或吲哚菁绿血管造影的侵入性检查[1,2]。OCTA 最初应用于评估眼后节血管疾病，如视网膜病变或脉络膜新生血管[3]。在本章，我们试图展示 OCTA 作为一种有价值的新技术在眼前节的应用。我们评估了这种新的成像技术所描述的多种角膜疾病患者的异常角膜新生血管[4-6]。在结膜或角膜疾病中，血管侵入角膜常常预示或引发更严重的疾病。因此，血管的研究对理解疾病进程和随访治疗反应是重要的。另外，OCTA 开辟了一个病理学检查的新领域，这些病变原来只有通过侵入性技术才能检查，而且伴有对患者的潜在风险。这是一个新的症状学，现在正在兴起，并将从技术的进一步改善中获益。

17.2 OCTA 眼前节检查的原则

我们使用市售的频域 OCT RT XR Avanti 及 AngioVue 软件。用于 OCTA 成像的该仪器，基于 AngioVue 成像系统获取振幅－去相关血管造影图像。Avanti OCT 以 840 nm 波长范围操作，每秒 70000 次轴向扫

描。每个OCTA体积包含304 × 304 A-扫描及2个连续的B-扫描，在每个固定位置移至下一个取样位置之前所获取。采用SSADA提取OCTA信息[7]。为了获取眼前节扫描，我们采用装配眼前节光学适配器镜头（L-CAM）的AngioVue OCTA系统。用一个特定的前节模式（angiocornea）执行前节扫描。内置软件自动减少运动伪影，如水平扫视和残余的轴向运动，自动处理最佳扫描。用CAM镜头，扫描大小为6 mm× 6 mm，快速获取（每次扫描4 ~ 5秒）。

17.3 技术问题

尽管技术不断改善，前节扫描的质量仍然没有视网膜影像那么好，即使减少运动伪影。前节OCTA不能耐受患者的任何眼运动，因为即使微运动都会在最终的图像上产生横的伪影。因此，当患者不能固定，持续的眼球或眼睑运动，如眼球震颤、引起异常眨眼频率或眼睑痉挛的症状，扫描不能进行。前节模式的另一个话题，就是仍不能进行定量分析。尤其是它不能提供角膜或结膜血流区域的数字资料，而这些在后节水平可以允许。

17.4 角膜病 OCTA

各种角膜病都可进行OCTA扫描，如角膜植片排斥、翼状胬肉、带状疱疹感染后、真菌性角膜炎或角膜缘干细胞缺乏

症的角膜新生血管。考虑到可能引起视力损害，异常角膜或角膜缘的血管评估是重要的。一个主要的兴趣是，用OCTA的前节模式评估角膜新生血管，因为新生血管可以伴随或先于角膜植片排斥，并与免疫或炎症反应密切相关。裂隙灯检查可能会忽略或者低估细微的改变，而OCTA作为主要工具可以早期评估这样的危险并发症。如图17.1和图17.2所见，OCTA能清晰地界定侵入角膜植片的角膜血管，远比裂隙灯照相更清楚可见。它也清晰地显示异常血管环和正常与异常血管之间的分界。OCTA显示在植片界面的血管极化；特别是它精确显示通过植片－宿主连接的血管结合处（图17.1d）。

OCTA在描述基质角膜炎的异常新生血管中也特别有用，尤其是当基质瘢痕形成引起透明性丧失并掩盖新生血管时。图17.3显示一位45岁男性继发于单疱病毒的角膜中央病灶，其右眼复发性基质角膜炎病史漫长。裂隙灯照相显示上皮和基质水肿，而OCTA图像更精确显示异常血管。图17.4清楚显示在OCTA扫描上、继发于真菌性溃疡、治疗一个月后的基质内一支穿透的血管。当准备做角膜移植术的炎症眼怀疑感染持续时，这些发现尤其重要。

17.5 OCTA 评估结膜血管：应用于青光眼手术

OCTA也有助于记录结膜炎症或创伤

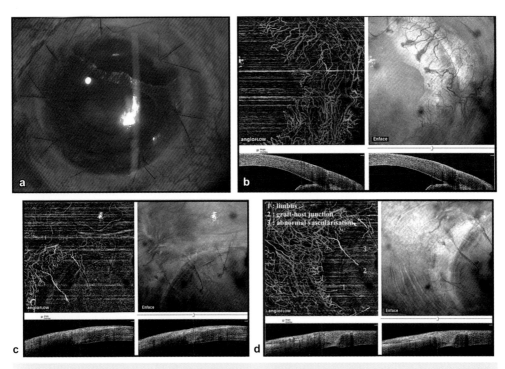

图17.1 （a）角膜植片排斥的裂隙灯照相。（b）角膜植片排斥鼻侧象限的OCTA。（c）上方象限。（d）颞侧象限

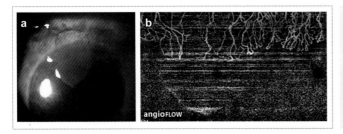

图17.2 （a）角膜植片排斥伴上方象限的异常角膜血管的裂隙灯照相。（b）OCTA清晰显示上方结膜血管侵入角膜植片：异常血管环，典型的活动性新生血管

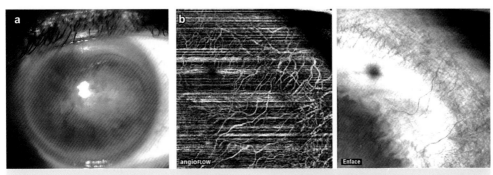

图17.3 （a）单疱病毒性基质角膜炎的裂隙灯照相。注意可见血管的低密度。（b）OCTA显示异常血管侵入角膜基质。注意裂隙灯或红外照相与OCTA血管密度的差异

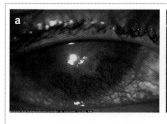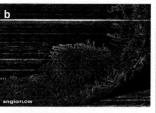

图17.4 （a）感染性角膜炎伴致密新生血管的裂隙灯照相。（b）OCTA显示异常血管侵入角膜。注意极高密度、整齐和均匀排列的血管

愈合中的血管模式，特别是青光眼术后当监视滤过泡形成和评估其适度的功能时。为了获得结膜的OCTA图像，受试者必须向扫描的对侧方向看。例如，若扫描结膜的颞侧，受试者要向鼻侧看。定制的软件算法用于确定结膜的边界，以最大流投影生成深度解析的正面血管图像。OCTA图像证实结膜有丰富的血管密度（图17.5）。

如以前用荧光素血管造影描述的滤过泡所显示的那样[8]，OCTA对描述青光眼术后的结膜血管也有用。它具有潜能作为研究工具，以研究经小梁切除术或深巩膜切除术后的结膜或表层巩膜的血管改变，其主要优势是整个非侵入性，而且可以按要求经常重复。图17.6清楚

显示手术前结膜及结膜下血管结构，以及手术后一周滤过泡内及其周围的血管发展和再极化：血管改变包括更大的血管密度、血管扩张迂曲以及血管吻合。当把裂隙灯图像与OCTA关联时，如图17.7，OCTA图像上所见的血管结构更致密和更清楚可见。它可能对应于在裂隙灯上不可见的深层巩膜血管，或者假设是与血管不同的结构，即淋巴管。相反，在应用丝裂霉素C的缺血性滤过泡（图17.8），OCTA显示无血管区。在致密血管网之间的无血管空间，可能反映房水的存在，由此提示合适的创伤愈合和滤过泡形成。没有无血管的间隔和血管密度增加，反映炎症状态和早期滤过泡瘢痕化，以及滤过功能丧失（图17.9）。

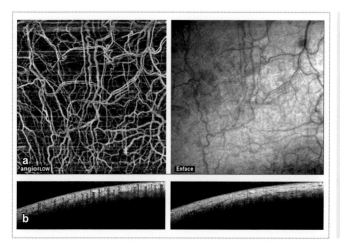

图17.5 （a）上方象限球结膜血管的OCTA。注意在OCTA的高密度血管。（b）横切面OCT图像，与血管图像叠加（红点）

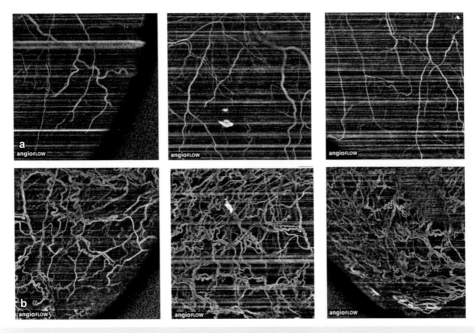

图17.6　（a）青光眼手术前的结膜血管和（b）术后7天的滤过泡血管的OCTA

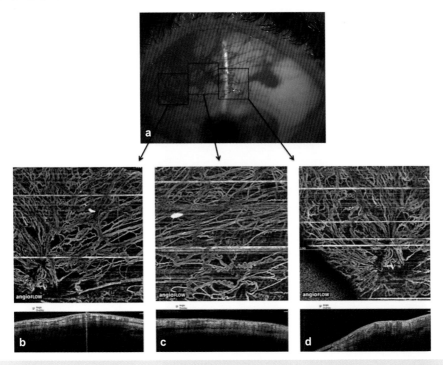

图17.7　手术后1个月滤过泡水平的结膜血管的OCTA。（a）滤过泡的裂隙灯照相。（b）滤过泡的颞侧部分。（c）滤过泡中央。（d）滤过泡的颞侧部分

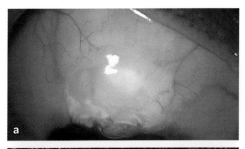

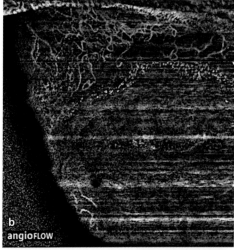

图17.8 丝裂霉素C处理的滤过泡的结膜血管。（a）裂隙灯照相和（b）OCTA，显示囊腔区无血管

17.6 虹膜血管

以往已用荧光素血管造影研究了虹膜的微血管结构[9]，该技术有最小的侵入性，但可能使患者暴露于潜在的严重过敏反应，而且不容易重复。虹膜的OCTA似乎能够显示由照相或由裂隙灯检查临床观察难以见到的血管。当用OCTA获取影像时，要得到虹膜的这些图像，患者必须直视前方。在正常色素较少的眼，虹膜血管图片显示放射状虹膜血管模式（图17.10）。在较暗的虹膜，色素产生遮蔽和伪影，使血管模糊。虹膜血管图像的主要兴趣是评估虹膜红变（图17.11和图17.12）。其早期比用裂隙灯可以更容易观察到，而且可以进行重复测量。在视网膜静脉阻塞或糖尿病视网膜病变，这可能是一个主要关注点，虹膜新生血管见证严重的缺血性视网膜病变，导致极其威胁性的并发症，如新生血管性青光眼。

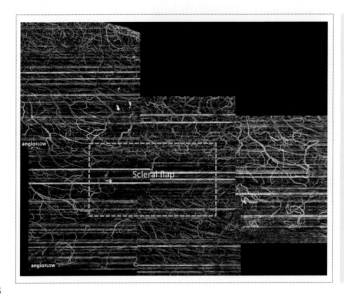

图17.9 滤过泡重建的OCTA，6 mm×6 mm扫描再造完整的滤过泡

17.7　血管或淋巴管

　　角膜和结膜的淋巴管在眼表发生恶性肿瘤、炎性、感染性病及角膜植片排斥中并起到关键作用。还没有公认的方法在活体观察和分析人角膜和结膜的淋巴管。但近期有用 ICG 使角膜[10] 和结膜[11] 的淋巴管成像，这提升了应用 OCTA 检测淋巴管的可能性。如许多前节 OCTA 图像联合裂隙灯照相所见，很明显，OCTA 扫描上的血管密度比裂隙灯的更加显著。这提示在裂隙灯不可见的管道，可能符合一种不同性质的管道网络，比如淋巴管。OCTA 的原理是基于重建运动

的元素，而不是颜色和光学密度。因此，OCTA 很可能以完全非侵入性方式，提供由淋巴管组成的、不可见管道网络的图像。

17.8　结论

　　眼前节的新的成像技术对于客观评估角膜、结膜、虹膜血管或新生血管极其有用。虽然荧光素及 ICG 血管造影也在

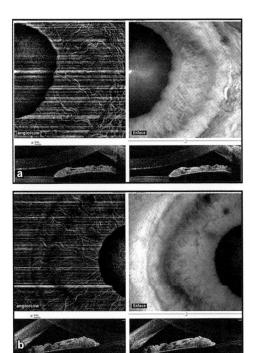

图17.10　（a，b）正面虹膜血管OCTA显示正常虹膜血管（左）。下：横切面OCT图像上叠加的虹膜血管（红点）

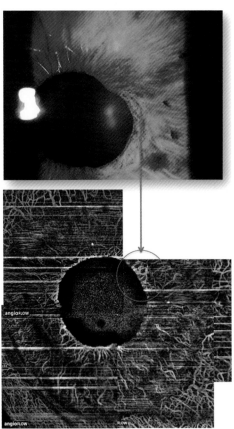

图17.11　OCTA显示虹膜红变，与裂隙灯照相关联

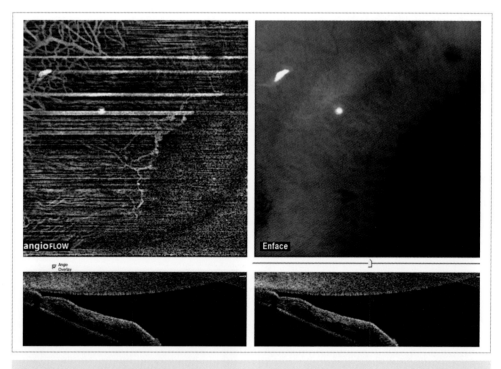

图17.12　虹膜OCTA显示虹膜红变

描述前节血管中有用，但这些潜在的侵入性技术并不在前节检查中常规进行，而且很难随时间重复，以评估疾病演变和治疗反应。因此，OCTA提供了一种新的临床工具，用于多种前节疾病，还有多种潜在的应用，预期随着进一步的技术改善，会像已经评估视网膜血管那样的应用。

参考文献

[1] Kirwan RP, Zheng Y, Tey A, et al. Quantifying changes in corneal neovascularization using fluorescein and indocyanine green angiography. Am J Ophthalmol. 2012, 154(5):850–858.e2.

[2] Easty DL, Bron AJ. Fluorescein angiography of the anterior segment. Its value in corneal disease. Br J Ophthalmol. 1971, 55(10):671–682.

[3] Chalam KV, Sambhav K. Optical coherence tomography angiography in retinal diseases. J Ophthalmic Vis Res. 2016, 11(1):84–92.

[4] Ang M, Cai Y, MacPhee B, et al. Optical coherence tomography angiography and indocyanine green angiography for corneal vascularisation. Br J Ophthalmol. 2016, Nov; 100(11):1557–1563.

[5] Ang M, Cai Y, Shahipasand S, et al. En face optical coherence tomography angiography for corneal neovascularisation. Br J Ophthalmol. 2016, 100(5):616–621.

[6] Ang M, Sim DA, Keane PA, et al. Optical coherence tomography angiography for anterior segment vasculature imaging. Ophthalmology. 2015, 122(9):1740–1747.

[7] Huang D, Jia Y, Gao SS, et al. Optical coherence tomography angiography using the Optovue device. Dev Ophthalmol. 2016, 56:6–12.

[8] Alsagoff Z, Chew PT, Chee CK, et al. Indocyanine green anterior segment angiography for studying conjunctival vascular changes after trabeculectomy. Clin Experiment Ophthalmol. 2001, 29(1):22–26.

[9] Parodi MB, Bondel E, Russo D, et al. Iris indocyanine green videoangiography in diabetic iridopathy. Br J Ophthalmol. 1996, 80(5):416–419.

[10] Romano V, Steger B, Zheng Y, et al. Angiographic and in vivo confocal microscopic characterization of human corneal blood and presumed lymphatic neovascularization: a pilot study. Cornea. 2015, 34 (11):1459–1465.

[11] Freitas-Neto CA, Costa RA, Kombo N, et al. Subconjunctival indocyanine green identifies lymphatic vessels. JAMA Ophthalmol. 2015, 133(1):102–104.

（张 含 译，惠延年 审校）

第18章
OCTA 的未来

Emily D. Cole, Eric M. Moult, Eduardo A. Novais, James G. Fujimoto, Nadia K. Waheed

概要：

从新的 SS-OCT 设备到采用新的算法自动定量分析 OCTA 图像，OCTA 在眼科疾病的诊断和监控的应用上取得了令人兴奋的进展。多普勒 OCT 也代表了非侵入性量化视神经血流量的有前景的方法。OCTA 设备在硬件和软件的改进，以及由眼科医师对 OCTA 图像及人工现象的标准化解释，对于这种成像模式的进一步发展是重要的。

关键词：

扫频 OCTA，多普勒 OCT，定量 OCTA

18.1 频域 OCT 和扫频 OCT

OCTA 无须注射染料即可在活体显示血管结构，是眼科成像领域的一个令人兴奋的进展。在接下来的几年里，这项技术在软件和硬件上可能会快速发展，将增强我们观察健康的和疾病的眼部结构的能力。在本章中我们将探讨 OCTA 技术水平的一些进展。

SD-OCT 设备已广泛用于评估视网膜和脉络膜疾病，是临床医师做 OCTA 所用的主要设备。目前，除了 Topcon DRI Triton 是 SS-OCT 设备外，商业化可用的 OCTA 设备都是频域设备。然而，使用波长较短的频域设备，会限制对 RPE 下方血管结构的观察，本章后面将对此进行讨论。而波长更长的扫频 OCT 技术可以提供一个解决方法，能透过不透明的介质成像，更好地观察脉络膜[1-4]。

与 SD-OCT 相同，SS-OCT 也是由傅里叶域 OCT 演变而来[5-8]。SS-OCT 的硬件在几个方面与 SD-OCT 不同，包括光源、大容量光学元件和光探测器。目前眼科的 SS-OCT 的光源使用以大约 1 μm 为中心的波长扫描波段。SS-OCT 使用点光源探测器，而 SD-OCT 则使用由衍射光栅和探测器阵列或线扫描相机组成的光谱测量仪[9]。SD-OCT 和 SS-OCT 设备均已用在 OCTA 配置，以在活体观察血管结构[7,8]。新的扫频 OCTA 设备似乎可以更好地观察脉络膜和脉络膜毛细血管。然而，这一优势不只归功于扫频设备的特性[10,11]。光源的波长在 OCTA 显示血管结构中也发挥重要作用，尤其在观察 RPE 下方更深的部位时。扫频设备目前使用的更长波长的光源，能够更清楚地呈现脉络膜毛细血管和脉络膜，更好的免除眼内混浊的遮挡。因此，扫频 OCTA 在提高脉络膜新生血管的可视化上是有用的，特别是 RPE 下方的新生血管膜成分。然而，更长波长的一个权衡是，与较短的波长相比，其轴向分辨率较低。在一项比较研究中，长波长、高速扫描的 SS-OCT（约 1050 nm）原型机，与短波长（约840 nm）市售的 SD-OCT 设备相比，对CNV 的可视性更好[11]。在另一项使用相同 SS-OCT 原型机的研究中，与较短波长的 SD-OCTA 图像相比，对玻璃膜疣下方脉络膜毛细血管有更好的显示[45]。

18.2　OCTA 算法的进展

OCT 信号包含振幅和相位成分，血管造影方法可基于振幅、相位或复合信号，即振幅和相位信息的组合[12]。有几种基于软件的血管造影技术。Mariampillai 等人报告了一种计算散斑方差的 OCTA 算法[13]。近期 Jia 等人描述的 SSADA，其将频谱分成多个较小的频带，可以改善信噪比[14]。

光微血管造影算法利用相位和量级信息相结合，对敏感度有理论上的改进[12,15-17]。近来，Zhang 等人提出了一种新颖的、基于特征空间的光微血管造影方法（fsOMAG），此方法中，血流和静态背景在特征空间中被区分出来，导致血管造影信号从静态背景中受到抑制[18]。Reisman 等人近来也报告了 OCTARA，该算法利用比值方法保持完整的全频谱，可以保持轴向分辨率[46]。OCTA 的快速扩展会引起基于软件的血管造影方法进一步发展，以及现有方法的改进。

OCTA 解释中的另一个挑战是，投射人工现象可能混淆解释，并影响血管异常的定量。Zhang 等人近来报道一种消除投射的 OCTA 算法，能够在生成 OCTA 图像的同时最小化投射人工现象，解决投射人工现象和原位血流难以区分的问题[19]。

18.3　OCTA 的定量分析

OCTA 能够快速、非侵入性的观察视网膜和脉络膜血管结构。在多次随访中可以轻易施行，使其成为监控疾病进展和指导治疗决策的有前途的工具。像糖尿病性视网膜病变等疾病，缺血与较差的视力预后相关，已经报告了分析血管密度和评估缺血的算法[20-22]。这些研究证实，在 DR和其他血管性疾病中，视网膜缺血加重，并且缺血与更差的视力后果相关。迄今为止，已有多种新算法应用于 DR 的患眼，以定量血流面积与血流损害面积之间的比值[23,24]。

Jia 等人描述了应用于 SS-OCT 数据集的定量血流指数，从而能够定量 CNV中的血流量、青光眼的视神经乳头灌注和其他血管异常[25-27]。Chu 等人提出了OCTA 的 5 指数定量分析，包括血管面积密度、血管骨架密度、血管直径指数、血管周长指数以及血管复杂性指数。这代表一个量化 OCTA 血管结构多种特征的工具，是从多个角度解读 OCTA 的快速策略[28]。随着向前发展，重要的是也要考虑这些自动算法在现实的临床数据集和正常患者中的应用，包括运动人工现象和噪声会影响精确分析。为了验证这些方法，需要大规模的研究，因为这些可能代表OCTA的有潜力的临床终点，能用作未来临床试验的生物标记物。

OCTA的一个局限之处在于其血管影像只会提供关于血流速度的有限信息。由Choi和Moultet等人提出的可变扫描间时分析（VISTA）是一种已用于区分OCTA影像中血流速度的工具[29]。高速扫描系统能够获得同一位置多个序列的OCT B-扫描。然后采用成对之间的可变扫描间时

分析这些连续获取的OCT B-扫描。通过改变扫描间隔的时间，可以显示血流速度的不同范围[29]。可以使用颜色编码（图18.1和图18.2）将VISTA分析可视化，其中像素的颜色代表某一位置的红细胞的流动。每个VISTA像素的色调值是一个比率，即由1.5 ms扫描间时获得的OCTA信号与3 ms扫描间时获得的OCTA信号的比值。在这种情况下，蓝色像素指示较慢的血流速度，而红色像素指示较快的血流速度[47]。

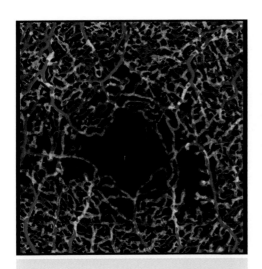

图18.1 可变扫描间时分析用于非增殖性糖尿病视网膜病变患者的3 mm×3 mm OCTA图像。在此影像中，浅表血管网的血流速度显示为彩色编码像，红色代表相对快的流速，而蓝色代表相对慢流速的区域。使用麻省理工学院开发的超高速扫频OCT原型机设备成像，该设备采用1050 nm垂直腔表面发射激光扫频光源，以400 kHz A-扫描速率扫描。

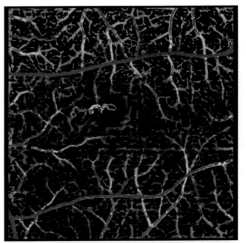

图18.2 可变扫描间时分析用于继发于年龄相关性黄斑变性的脉络膜新生血管患者的3 mm×3 mm OCTA图像，曾多次接受玻璃体内注射抗血管内皮生长因子药物治疗。在此影像中，浅表血管网的血流速度显示为彩色编码像，红色代表相对快的流速，而蓝色代表相对慢流速的区域。在新生血管膜周边可见慢血流血管（蓝色和绿色），中心区域相对快血流（黄色和红色血管）。使用麻省理工学院开发的超高速扫频OCT原型机设备成像，该设备采用1050 nm垂直腔表面发射激光扫频光源，以400 kHz A-扫描速率扫描

18.4　应用多普勒 OCTA 量化眼血流量

OCTA 起源于多普勒 OCT 技术[30-33]。这类技术可应用于传统的 OCT 成像术。然而这不是 OCTA 的一个特别应用，它代表一种现存技术的相对新的应用，能够定量评估血流。

基于多普勒现象的成像技术的基本原理是，测量从运动的血细胞反射光的多普勒频移，并根据这些信息计算血流速度。多种技术用于实施活体的视网膜血流测量，包括双向激光多普勒测速仪、扫描激光多普勒血流仪、超声彩色多普勒成像术，以及时域和傅里叶域 OCT 等。在激光多普勒测速仪中，每个视网膜血管都被单独测量，因而扫描时间长。扫描激光血流仪测量更快，但只能检测一个方向上的多普勒速度。超声彩色多普勒成像术的分辨率有限，不足以显示血管计算横截面积，但可以检测更深度的眼动脉血流速度[34-38]。

傅里叶域 OCT 利用光学相位信息来精确测量多普勒速度[34]。它测量轴向流速，即 OCT 探测光束方向上的速度分量。它提供视神经乳头的视网膜血管中高流速的定量测量，而且这是通过扫描视神经乳头周围的多个同心圆做到的。该技术需要测量速度矢量和 OCT 探测光束之间的多普勒角，它容易有误差，限制了这种特殊的多普勒 OCT 技术的自动化[39-41]。

近来，已开发出高速傅里叶域、正面多普勒 OCT，该技术是一种体积成像方法，在与 OCT 探测光束正交的平面中计算总血流量（TRBF）。它通过扫描视神经乳头上的一个小区域和整合视网膜中央动脉的轴向血流速度，来计算 TRBF[42-44]。这项技术不需要计算多普勒角，从而可以完全自动计算 TRBF。该技术仅用于原型机系统，目前尚无市售。

该技术已用于研究几种眼部疾病中的 TRBF，包括 DR、视网膜静脉阻塞、葡萄膜炎以及青光眼。在静脉阻塞的患眼中，血管阻塞的眼 TRBF 较对侧眼和年龄匹配的正常眼减低。在 DR 眼中，伴有糖尿病黄斑水肿（DME）的眼较无 DME 眼 TRBF 减少。与正常人相比，患活动性或现存葡萄膜炎的眼，TRBF 显著降低[45]。Jia 等人的发现表明，在早期青光眼中，视神经乳头（ONH）微血管流量比整个 ONH 循环流量的减少更显著[27]。

视网膜血流的改变与眼部疾病的发展相关，多普勒 OCT 的发展成为定量评估全视网膜血流量的、有前景的新技术。未来，大规模临床研究可能会证实视网膜血流量作为诊断的指标，或者利用这些指标来做出治疗决策。

18.5　结论

近年来 OCTA 迅速扩展，作为一种成像模式，已经应用于定性或定量描述视网膜与脉络膜血管的相关病理改变。由于微血管改变可与结构特征相关，OCTA 也将有潜力增进我们理解疾病的机制。目前，OCTA 尚未广泛用于临床指导治疗或确定诊断，然而它代表了一种有前景的影像学方法，可以作为临床决策及评估的终点用于临床试验。OCTA 的硬件和软件成分的改进，以及眼科医师对图像及人工现象的标准化解读，对于这一成像方法的进一步发展是重要的。

参考文献

[1] Saito M, Iida T, Nagayama D. Cross-sectional and en face optical coherence tomographic features of polypoidal choroidal vasculopathy. Retina. 2008, 28(3):459–464.

[2] Ueno C, Gomi F, Sawa M, et al. Correlation of indocyanine green angiography and optical coherence tomography findings after intravitreal ranibizumab for polypoidal choroidal vasculopathy. Retina. 2012, 32(10): 2006–2013.

[3] Povazay B, Hermann B, Unterhuber A, et al. Three dimensional optical coherence tomography at 1050nm versus 800nm in retinal pathologies: enhanced performance and choroidal penetration in cataract patients. J Biomed Opt. 2007, 12(4):041211.

[4] Unterhuber A, Povazay B, Hermann B, et al. In vivo retinal optical coherence tomography at 1040nm - enhanced penetration into the choroid. Opt Express. 2005, 13(9):3252–3258.

[5] Chinn SR, Swanson EA, Fujimoto JG. Optical coherence tomography using a frequency-tunable optical source. Opt Lett. 1997, 22(5):340–342.

[6] An L, Wang RK. In vivo volumetric imaging of vascular perfusion within human retina and choroids with optical micro-angiography. Opt Express. 2008, 16(15):11438–11452.

[7] Yasuno Y, Hong Y, Makita S, et al. In vivo high-contrast imaging of deep posterior eye by 1-micron swept source optical coherence tomography and scattering optical coherence angiography. Opt Express. 2007, 15(10):6121–6139.

[8] Yasuno Y, Madjarova VD, Makita S, et al. Three-dimensional and high-speed swept-source optical coherence tomography for in vivo investigation of human anterior eye segments. Opt Express. 2005, 13(26):10652–10664.

[9] Choma M, Sarunic M, Yang C, et al. Sensitivity advantage of swept source and Fourier domain optical coherence tomography. Opt Express. 2003, 11(18):2183–2189.

[10] Tatham, AJ. New swept-source OCT for glaucoma: improvements and advantages. Review of Ophthalmology. 2014. https://www.reviewofophthalmology.com/CMSDocuments-/2014/3/rp0314_topconi.pdf. Accessed on 12 April 2017.

[11] Novais EA, Adhi M, Moult EM, et al. Choroidal neovascularization analyzed on ultrahigh-speed swept-source optical coherence tomography angiography compared to spectral domain optical coherence tomography angiography. Am J Ophthalmol. 2016, 164:80–88.

[12] Zhang A, Zhang Q, Chen CL, et al. Methods and algorithms for optical coherence tomography-based angiography: a review and comparison. J Biomed Opt. 2015, 20(10):100901.

[13] Mariampillai A, Standish BA, Moriyama EH, et al. Speckle variance detection of microvasculature using swept-source optical coherence tomography. Opt Lett. 2008, 33(13):1530–1532.

[14] Jia Y, Tan O, Tokayer J, et al. Split-spectrum amplitudedecorrelation angiography with optical coherence tomography. Opt Express. 2012, 20(4):4710–4725.

[15] Zhi Z, Chao JR, Wietecha T, et al. Noninvasive imaging of retinal morphology and microvasculature in obese mice using optical coherence tomography and optical microangiography. Invest Ophthalmol Vis Sci. 2014, 55(2):1024–1030.

[16] Wang RK, An L, Francis P, et al. Depth-resolved imaging of capillary networks in retina and choroid using ultrahigh sensitive optical microangiography. Opt Lett. 2010, 35(9): 1467–1469.

[17] Wang RK, An L, Saunders S, et al. Optical microangiography provides depth-resolved images of directional ocular blood perfusion in posterior eye segment. J Biomed Opt. 2010, 15(2):020502.

[18] Zhang A, Wang RK. Feature space optical coherence tomography based micro-angiography. Biomed Opt Express. 2015, 6(5):1919–1928.

[19] Zhang M, Hwang TS, Campbell JP, et al. Projection-resolved optical coherence tomographic angiography. Biomed Opt Express. 2016, 7(3):816–828.

[20] Agemy SA, Scripsema NK, Shah CM, et al. Retinal vascular perfusion density mapping using optical coherence tomography angiography in normals and diabetic retinopathy patients. Retina. 2015, 35(11): 2353–2363.

[21] Hwang TS, Gao SS, Liu L, et al. Automated quantification of capillary nonperfusion using optical coherence tomography angiography in diabetic retinopathy. JAMA Ophthalmol. 2016, 134(4):367–373.

[22] Lupidi M, Coscas F, Cagini C, et al. Automated quantitative analysis of retinal microvasculature in normal eyes on optical coherence tomography angiography. Am J Ophthalmol. 2016, 169:9–23.

[23] Kim AY, Chu Z, Shahidzadeh A, et al. Quantifying microvascular density and morphology in diabetic retinopathy using spectral-domain optical coherence tomography angiography. Invest Ophthalmol Vis Sci. 2016, 57(9):OCT362–OCT370.

[24] Schottenhamml J, Moult EM, Ploner S, et al. An automatic, intercapillary area-based algorithm for quantifying diabetesrelated capillary dropout using optical coherence tomography angiography. Retina. 2016, 36 Suppl 1:S93–S101.

[25] Jia Y, Bailey ST, Wilson DJ, et al. Quantitative optical coherence tomography angiography of choroidal neovascularization in age-related macular degeneration. Ophthalmology. 2014, 121(7):1435–1444.

[26] Jia Y, Bailey ST, Hwang TS, et al. Quantitative optical coherence tomography angiography of vascular abnormalities in the living human eye. Proc Natl Acad Sci USA. 2015, 112(18):E2395–E2402.

[27] Jia Y, Morrison JC, Tokayer J, et al. Quantitative OCT angiography of optic nerve head blood flow. Biomed Opt Express. 2012, 3(12):3127–3137.

[28] Chu Z, Lin J, Gao C, et al. Quantitative assessment of the retinal microvasculature using optical coherence tomography angiography. J Biomed Opt. 2016, 21(6):66008.

[29] Choi W, Moult EM, Waheed NK, et al. Ultrahigh-speed, swept-source optical coherence tomography angiography in nonexudative age-related macular degeneration with geographic atrophy. Ophthalmology. 2015, 122(12):2532–2544.

[30] Makita S, Fabritius T, Yasuno Y. Quantitative retinal-blood flow measurement with three-dimensional vessel geometry determination using ultrahigh-resolution Doppler optical coherence angiography. Opt Lett. 2008,

33(8):836–838.

[31] Makita S, Jaillon F, Yamanari M, et al. Comprehensive in vivo micro-vascular imaging of the human eye by dual-beam-scan Doppler optical coherence angiography. Opt Express. 2011, 19(2):1271–1283.

[32] Wang RK, Jacques SL, Ma Z, et al. Three dimensional optical angiography. Opt Express. 2007, 15(7):4083–4097.

[33] Wang RK. Three-dimensional optical micro-angiography maps directional blood perfusion deep within microcirculation tissue beds in vivo. Phys Med Biol. 2007, 52(23):N531–N537.

[34] Leitgeb RA, Werkmeister RM, Blatter C, et al. Doppler optical coherence tomography. Prog Retin Eye Res. 2014, 41:26–43.

[35] Yu L, Chen Z. Doppler variance imaging for three dimensional retina and choroid angiography. J Biomed Opt. 2010, 15(1): 016029.

[36] Makita S, Jaillon F, Yamanari M, et al. Dual-beam-scan Doppler optical coherence angiography for birefringenceartifact-free vasculature imaging. Opt Express. 2012, 20(3): 2681–2692.

[37] Grunwald JE, Riva CE, Sinclair SH, et al. Laser Doppler velocimetry study of retinal circulation in diabetes mellitus. Arch Ophthalmol. 1986, 104(7):991–996.

[38] Lee JC, Wong BJ, Tan O, et al. Pilot study of Doppler optical coherence tomography of retinal blood flow following laser photocoagulation in poorly controlled diabetic patients. Invest Ophthalmol Vis Sci. 2013, 54(9):6104–6111.

[39] Wang Y, Bower BA, Izatt JA, et al. In vivo total retinal blood flow measurement by Fourier domain Doppler optical coherence tomography. J Biomed Opt. 2007, 12(4): 041215.

[40] Wang Y, Bower BA, Izatt JA, et al. Retinal blood flow measurement by circumpapillary Fourier domain Doppler optical coherence tomography. J Biomed Opt. 2008, 13(6): 064003.

[41] Wang Y, Lu A, Gil-Flamer J, et al. Measurement of total blood flow in the normal human retina using Doppler Fourier-domain optical coherence tomography. Br J Ophthalmol. 2009, 93(5):634–637.

[42] Baumann B, Potsaid B, Kraus MF, et al. Total retinal blood flow measurement with ultrahigh speed swept source/Fourier domain OCT. Biomed Opt Express. 2011, 2(6):1539–1552.

[43] Choi W, Baumann B, Liu JJ, et al. Measurement of pulsatile total blood flow in the human and rat retina with ultrahigh speed spectral/ Fourier domain OCT. Biomed Opt Express. 2012, 3(5):1047–1061.

[44] Choi W, Potsaid B, Jayaraman V, et al. Phase-sensitive swept source optical coherence tomography imaging of the human retina with a vertical cavity surface-emitting laser light source. Opt Lett. 2013, 38(3):338–340.

[45] Lane M, Moult EM, Novais EA, et al. Visualizing the Choriocapillaris under Drusen: Comparing 1050-nm sweptsource versus 840-nm spectral-domain optical coherence tomography angiography. Investigative Ophthalmology and Visual Science. 2016, 57(9):585–590.

[46] Reisman, et al. IOVS 2016, 43:ARVO E-Abstract 452.

[47] Ploner SB, Moult EM, Choi W, et al. Toward quantitative optical coherence tomography angiography: Visualizing blood flow speeds in ocular pathology using variable interscan time analysis. Retina. 2016, 36 Suppl 1:S118–S126.

（张　含　译，惠延年　审校）

第 19 章
OCTA 查房

David R. Chow

19.1 病例 1

一位 68 岁女性，有双眼干性年龄相关性黄斑变性（ARMD）和地图状萎缩病史，以左眼有些视物变形之主诉就诊（图 19.1）。视力是右眼 0.4，左眼 0.5。检查见累及黄斑鼻侧和上方的地图状萎缩（GA）斑（图 19.1a）。有一个点状出血正

好位于中心凹的颞上方，也恰好在临床明显 GA 边缘的下方。早期荧光素血管造影显示在 GA 区有一个窗样缺损（图 19.1b）。晚期 FA 显示，正是在临床上看到的视网膜出血区内的一个小的强荧光区，与新生血管膜或视网膜血管瘤样增生（RAP）病灶一致（图 19.1c）。浅表视网膜血管丛的OCTA 照片显示，相当于视网膜出血区的

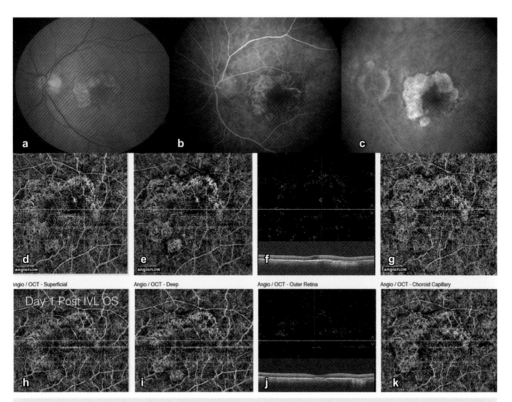

图19.1　一位68岁女性，有双眼干性年龄相关性黄斑变性和地图状萎缩病史，以左眼有些视物变形主诉就诊。视力是右眼0.4，左眼0.5

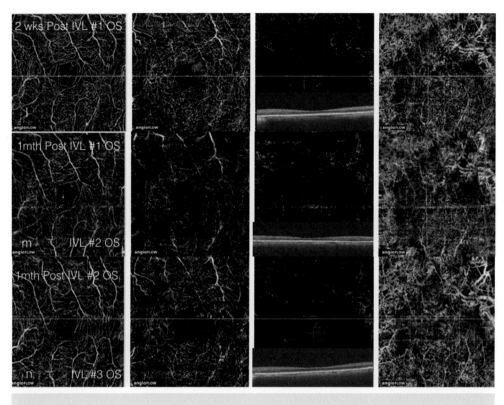

图19.1（续）

一个局灶区信号增强，与3型CNVM或RAP病灶相符（图19.1d）。深层视网膜血管丛的OCTA照片显示，相当于视网膜出血区的同一区的信号增强，与3型CNVM或RAP病灶一致（图19.1e）。外层视网膜的OCTA照片显示，相当于视网膜出血区的局部去相关信号与延伸到外层视网膜的3型CNVM或RAP病灶一致（图19.1f）。结构OCT显示有视网膜内液（插图）。脉络膜毛细血管的OCTA照片显示浅表视网膜丛投射到脉络膜的人工影像（图19.1g）。

通过对患者影像的初步评估，我们确定了左眼湿性ARMD的存在。OCTA照

片提供的信息，是我们过去不能单从FA获得的，能让我们确定起源于视网膜自身的新生血管膜与3型CNVM或RAP病灶一致。此患者的OCTA照片还凸显出有关投射的人工现象会混淆其他层得到的影像的难题。根据得到的影像，做出了左眼进行抗血管内皮生长因子（抗VEGF）治疗的决定。

左眼玻璃体内注射雷珠单抗(IVL)后第1天，浅表和深层视网膜丛的OCTA显示RAP病灶已消失（图19.1h，图19.1i）。外层视网膜的OCTA显示RAP病灶消失，插图的结构OCT扫描显示视网膜内液体也已吸收（图19.1j）。脉络膜毛细血管

OCTA 显示浅表视网膜投射的人工现象，但没有 CNVM（图 19.1k）。左眼 IVL 第 1 次后 2 周，患者再回来做一次 OCTA，这次扫描还是显示没有 RAP 病灶的证据，结构 OCT 上也没有液体（图 19.1l）。注射后 1 月，患者返回进行左眼第 2 次 IVL（图 19.1m）。这次就诊的 OCTA 没有显示任何 RAP 病灶的复发证据或结构 OCT 上有液体。第 2 次注射后 1 月，患者回来进行左眼第 3 次 IVL（图 19.1n）。这次就诊的 OCTA 也没有显示任何 RAP 复发的证据或结构 OCT 上有液体。

利用这位患者的系列 OCTA 照片，能够简练地显示出初次玻璃体内注射抗 VEGF 治疗 RAP 病灶在 24 小时内消退的阳性反应。考虑到 OCTA 是非侵入性的，可以频繁施行，可能在评估患者对治疗的反应中非常有用。在整个患者按月就诊期间，没有 RAP 病灶在每个月就诊时再灌注的证据。这可能对决定患者在哪个间期可以不继续治疗而离开是有临床价值的。

19.2 病例 2

79 岁女性以双眼轻度干性 ARMD 病史就诊（图 19.2）。她就诊时没有视觉主诉。她的视力是右眼 0.2，左眼 0.25。眼底检查发现右眼一些花斑状 RPE 色素改变但没有出血或明显液体（图 19.2a）。左眼眼底检查发现轻度玻璃膜疣和 RPE 改变（图 19.2b）。右眼的结构 OCT 显示有一些视网膜下液和视网膜内水肿（图 19.2c）。左眼的结构 OCT 显示轻度玻璃膜疣（图 19.2d）。右眼荧光素血管造影早期显示中央 RPE 灌注缺损（图 19.2e）。右眼中期荧光素血管造影显示在明显的病灶颞侧边缘有花斑状强荧光（图 19.2f）。右眼晚期荧光素血管造影显示进行性花斑状强荧光正覆盖整个病灶（图 19.2g）。OCTA 照片显示浅表层（图 19.2h）和深层（图 19.2i）视网膜丛没有显著改变，视网膜外层（图 19.1j）也没有改变，但确实在脉络膜毛细血管层显示有一个明显的大的 CNVM，特点为中央滋养血管伴有一个从滋养血管发出的扇形分支。

根据患者最初的多模式成像，诊断为右眼 ARMD 的 1 型隐匿性 CNVM。有趣的是，患者就诊时是无症状的，因此进行了有关病理的本质和不治疗发展风险的讨论。患者选择 IVL 开始抗 VEGF 治疗。

右眼第 1 次 IVL 后 1 个月，结构 OCT 显示视网膜下液消失，OCTA 显示 CNVM 的周边新分枝切断（图 19.2l）。右眼第 2 次 IVL 后 1 个月，结构 OCT 是干的，OCTA 显示 CNVM 复合体的灌注明显降低（图 19.2m）。右眼第 3 次和第 4 次 IVL 后 1 个月，结构 OCT 保持干燥，OCTA 显示与前几个月类似的 CNVM 复合体灌注降低（图 19.2n，图 19.2o）。IVL 第 5 次后 1 个月，结构 OCT 保持干燥，在 OCTA 上 CNVM 复合体明显重塑（图 19.2p）。

用于这位湿性 ARMD 患者的序列 OCTA 为指导我们的决策提供了另一部分信息。目前湿性 ARMD 患者的处理主要

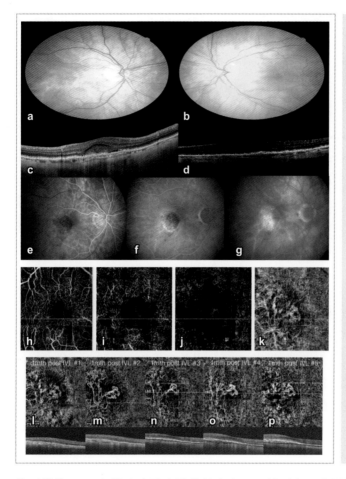

图19.2 79岁女性，双眼轻度干性年龄相关性黄斑变性病史就诊。就诊时没有视觉主诉。她的视力是右眼0.2，左眼0.25

基于结构OCT扫描上有没有液体的存在。现在OCTA使我们可以监控CNVM复合体灌注对治疗的反应。其他研究者也已注意到不同治疗方式对抗VEGF疗法治疗的反应。有些CNVM复合体治疗后在OCTA上完全消失，只有当治疗减量时才重现，这为特定的患者提供了宝贵的了解复发的方式。不幸的是，在我们的经验中，虽然我们注意到有些患者确实对抗VEGF治疗表现出戏剧性的CNVM复合体消失的反应，但是大多数患者往往表现出像这位患者一样的部分反应，CNVM分支切断而主干或滋养血管保持血流。许多研究者都注意到相似现象。监控CNVM复合体灌注的价值以及用它来指导治疗决策有待在临床试验中证实。我们还需要更好地研究并了解CNVM复合体的反应方式，确定是否有复合体的某种特点或它们对治疗的反应，以用来指导治疗或提供预后信息。

19.3 病例3

一位68岁女性左眼接受玻璃体内注

射已8个月来诊（图19.3）。她的视力是0.1。她是分到治疗和延长方案组的，在最初的加载剂量、以6周的间隔后，结构OCT上有液体复发。在她的治疗进入8个月时，那时OCTA成为可用的模式，在每一次随访时拍摄序列影像，以帮助决定下一次治疗时间。在她8个月就诊时，眼底照相检查时看到明显的CNVM，没有明显出血（图19.3a）。插图上的结构OCT显示注射后6周的视网膜内液和RPE下病灶。由于结构OCT上显示出液体，要求她在4周后回来进行下一次注射。这次就诊的OCTA显示位于脉络膜毛细血管层的CNVM复合体具有明显海扇构造和干性结构OCT（图19.3b）。因为结构OCT是干的，她被延长到5周复诊。这次就诊的OCTA显示出在同一表面面积CNVM复合体的灌注似乎增加，和干的结构OCT（图19.3c）。由这些影像引发的有趣问题是，作为临床医师是该遵守我们用于治疗的试验－测试指征治疗（结构OCT显示液体），还是要考虑新的OCTA影像显示的、在间隔5周的CNVM复合体好像灌注增加。做出让患者还是在4周而不是5周回访，是由于担心假定CNVM复合体的灌注在5周间隔时会增加。这个决定是基于CNVM复合体灌注增加可能早于视网膜液体发生的假设，以及比较CNVM复合体灌注的序列影像促使临床医师在视网膜液体发生之前就开始早期治疗。当然，这个假设是对此点在任何临床试验中都没有证实的，可能是完全错误的，或仅仅适用于特征还未确定的某些病情。4周后，患者回来做下一次注射，OCTA显示在一些明显切断的海扇血管，灌注好像显著降低（图19.3d）。结构OCT是干的。根据影像，决定将她的下一次复诊延长到5周。5周后，OCTA显示似有进一步的灌注降低伴进一步海扇血管切断及干的结构OCT（图19.3e）。根据这些影像，做出试着将间隔延长到6周的决定。6周后，OCTA显示出显著的CNVM复合体灌注降低伴干的结构OCT（图19.3f）。考虑到有关CNVM复合体戏剧性改善的一些怀疑，我们再次复习了影像，不过，这次是用手动分层。手动分层后，CNVM复合体的灌注和表面面积看起来与6周前做的相似（图19.3g）。从这些影像学到的教训对临床医师是极其重要的，要认识到特别是如果你正在试图并序列比较CNVM复合体的灌注和表面面积。不要忘记，从患者得到的每一幅影像都有自动分层软件应用于它，你正在看的一次次就诊登记的每一层影像不一定确实是相同层的。这是至关重要的，这样你才不会根据OCTA影像的进展分析做出治疗决定，它可能不代表实际的同一层。OCT机器的制造商们还没有忘记，提供给临床医师随时间变迁可比较的影像的重要性，他们都在探讨这个当前的问题。在整个治疗过程中，监控CNVM复合体的实际灌注和大小的能力是令人兴奋的机会，这个机会是OCTA给予我们的，在未来几年将进行彻底研究。

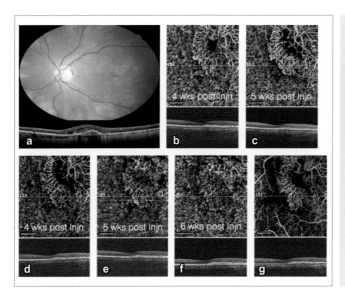

图19.3 一位68岁女性，左眼接受玻璃体注射已8个月来诊。她的视力为0.1。她是分到治疗和延长方案组的，在最初加载剂量注射后，她以6周的间隔观察，在结构OCT上有液体复发。在她治疗进入8个月时，OCTA成为可用的工具，在每一次随访时拍摄序列影像，以帮助决定下一次治疗时间

19.4 病例 4

一位 68 岁男性因左眼视物变形就诊。他的视力是 0.4（图 19.4）。临床检查发现数个软性玻璃膜疣伴中央融合成一个玻璃膜疣样的色素上皮脱离（PED；图 19.4a）。结构 OCT 发现一个玻璃膜疣样 PED，还

有一些视网膜下液（图 19.4d）。因此，安排了荧光素血管造影。早期（图 19.4b）和晚期（图 19.4c）荧光素血管造影未发现任何明显的 CNVM。安排了 OCTA，有趣的是确定了脉络膜毛细血管层中的 CNVM 就在玻璃膜疣样 PED 的下面，还有一些投射人工现象（图 19.4e）。这是

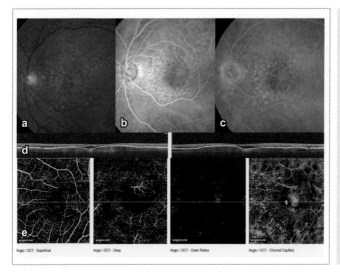

图19.4 一位68岁男性因左眼视物变形就诊。他的视力0.4

不断增加的趣闻病例组中的一例，OCTA可以识别 CNVM，而在传统 FA 上漏掉了。发表的论文已经注意到 OCTA 能够确定慢性中心性浆液性脉络膜视网膜病变患者的 CNVM，而传统 FA 显示为不明确的渗漏。在显示继发于葡萄膜炎患者的 CNVM 中，也确定了这种能力。这个病例有点不同于上面提到的两种情况，被起初病情的荧光渗漏"遮盖"了

CNVM，后来出现了；而在这个病例中，既没有荧光渗漏也没有被玻璃膜疣样 PED 遮盖。正在组合若干类似患者的系列，准备发表。

19.5 病例 5

一例 85 岁男性有干性 ARMD 病史，前来常规随访检查（图 19.5）。他就诊时

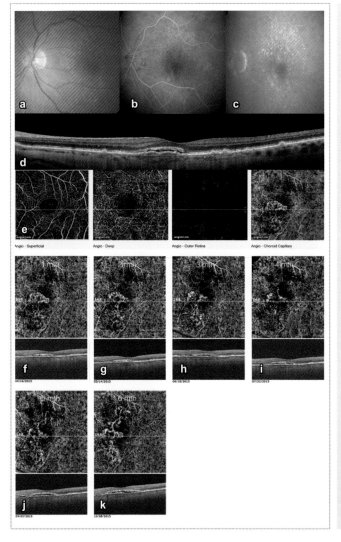

图19.5 85岁男性有干性年龄相关性黄斑变性病史，前来常规随访检查。就诊时无症状

无症状。临床检查发现双眼散在软性玻璃膜疣，没有明显出血（图19.5a）。结构 OCT 显示一些视网膜下液（图19.5d）。因此，安排了荧光素血管造影。荧光素血管造影早期（图19.5b）显示中心凹鼻下方模糊的弱荧光，晚期（图19.5c）确定为轻度进行性强荧光，与1型隐匿型 CNVM 符合。OCTA 显示脉络膜毛细血管中明确的1型 CNVM 复合体（图19.5e）。因为患者没有症状，他选择不接受任何治疗。因此，我们每月追踪这位患者的体征进展。过了6个月，在 OCTA 上有明显的 CNVM 复合体生长，伴结构 OCT 上视网膜下液量轻度增加（图19.5f ~ k）。经过这段时间，患者还是无症状，虽然就病情监控进行了多次对话，他宁愿只是观察。在最近一次随访，他还是无症状。这位患者完美地表明了系列 OCTA 在监控无症状患者的 CNVM 复合体中的价值。在这位患者的随访中，OCTA 能提供比结构 OCT 扫描更多的价值。

19.6　病例 6

一位33岁男性右眼视力下降两个月到0.25（图19.6）。临床检查发现长垂直的椭圆形黄斑浆液性脱离（图19.6a）。结构 OCT 扫描证实视网膜浆液性脱离（图19.6d，图19.6e）。实行了荧光素血管造影，显示早期在黄斑上方针尖样渗漏（图19.6b），在晚期这些针尖病灶进行性渗漏（图19.6c）。做了 OCTA，在浆液性脱离的主要部分显示斑点图案的强荧光，由脉络膜毛细血管层的弱荧光区围绕。急性中心性浆液性脉络膜视网膜病变的临床诊断是根据一个针尖样渗漏做出的。OCTA 或许在推测的 CSC 病例中非常有帮助，倘若它有独特的斑点状强荧光，并被脉络膜毛细血管的弱荧光围绕的图案。这种灌注模式通常限于浆液性视网膜脱离的主体。许多早期研究者已做出类似的观察。不过，还存在一些问题和争议，都是有关这些改变是否持续到浆液性视网膜脱

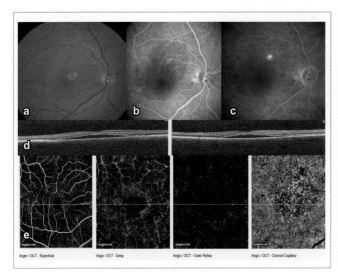

图19.6　一位33岁男性以右眼视力下降到0.25 2个月的病史就诊

离消退，或者这些改变是否是对治疗有反应。已发现 OCTA 上的所见很好地模仿了那些吲哚菁绿血管造影的表现。

19.7 病例 7

一位 45 岁高度近视（−8D 双眼）患者以右眼视物变形模糊（图 19.7）就诊。临床检查发现典型的高度近视眼底，伴近视性视神经乳头、血管成角、近视性黄斑变性改变、漆裂纹和最近的重要的，黄斑颞侧邻近漆裂纹的视网膜出血（图 19.7a）。结构 OCT 扫描显示（图 19.7b）一个小的近视性 CNVM 病灶，与视网膜液体没有明显关系，邻近（图 19.7c）漆裂纹，有明显的 Bruch 膜破裂与相关的脉络膜凹陷。安排了荧光素血管造影，显示在早期（图 19.7d）和中期（图 19.7e）有一个轻度强荧光的小病灶，邻近视网膜出血的遮蔽。在造影晚期（图 19.7f），从邻近视网膜出血区发出轻度的强荧光渗漏。根据临床特点、结构 OCT 和荧光素血管造

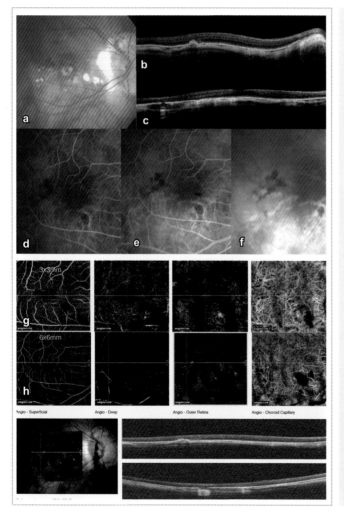

图19.7 45岁高度近视患者（−8D 双眼）以右眼视物变形模糊就诊

影，做出右眼近视性 CNVM 的诊断。安排了 3 mm×3 mm 的 OCTA，显示较大的脉络膜血管可见度增加，但在脉络膜毛细血管层（图 19.7g）没有明显的 CNVM。做了 6 mm×6 mm OCTA，显示近视性 CNVM，表现为与 FA 渗漏部位一致的小的局灶区高灌注，结构 OCT 表现为 RPE 小隆起（图 19.7h）。这两个 OCTA 很好地说明，尽管标准 3 mm×3 mm 扫描比 6 mm×6 mm 扫描分辨率更高，它们自然被限制在各自的范围内，要捕获中心在 3×3 mm 以外的病变，除非你可以训练你的技术员能够偏心 3 mm×3 mm 扫描。有希望随技术的改进，3 mm×3 mm 扫描的分辨率可以被转化到更大的扫描区。

19.8　病例 8

52 岁男性有 2 型糖尿病病史已 12 年，已经采用轻度局部激光，成功治疗双眼的轻度糖尿病黄斑水肿，常规随访（图 19.8）。临床检查显示视神经乳头新生血管（NVD）小于三分之一视神经乳头直径（图 19.8a）。荧光素血管造影显示 NVD 进行性强荧光，贯穿在早期（图 19.8b）、中期（图 19.8c）和晚期（图 19.8d）的造影中，还伴有一些散在的微动脉瘤，尤其遍及黄斑颞侧。视神经乳头的结构 OCT（图 19.8e）显示视神经乳头上的新生血管组织。将 NVD 的眼底照片和荧光素血管造影片与焦点在视神经之上的玻璃体的视神经乳头的 OCTA 进行了比较（图 19.8f）。视神经乳头的

OCTA 显示的新生血管组织解剖（白箭号）比荧光素血管造影片更明确和清晰。根据这只眼增生性糖尿病视网膜病变（PDR）的高危特征，做出全视网膜光凝（PRP）的决定。

第一次 PRP 激光后 2 周，患者回来做第二次并进行了 OCTA（图 19.8g），以观察新生血管组织的灌注和大小有无任何变化。在此次复诊中，我们不确定这些变量有特别的改变。他接受了第二次 PRP 的 180° 光凝，2 周后复诊再次评估。OCTA 在此次就诊时（图 19.8h）还是显示新生血管组织的灌注和大小极少改变。完成了 360° PRP 激光后，要求患者 1 个月复诊，在复查时再次做了 OCTA。这次复诊，新生血管组织的灌注和大小好像都有一些降低，但是不明显（图 19.8i）。我们的经验显示出 PDR 的 NV 组织灌注对 PRP 治疗的反应是不同的。在有些病例，好像要完全退缩没有灌注，但很多情况下对 PRP 治疗只是部分反应，NV 复合体有持续灌注，似在一个较低的血流水平上。其他研究者已有类似的观察。现在 OCTA 为我们提供了一种非侵入方法来监控患者对 PRP 激光治疗或抗 VEGF 治疗的反应，据此，方案 S 被整合进日常实践中。我们需要学习更多有关 OCTA 对不同糖尿病患者治疗的反应方式，帮助指导我们做决定。

19.9　病例 9

38 岁患者 1 型糖尿病已 18 年，糖尿病黄斑水肿已治疗，来诊所随访（图 19.9）。

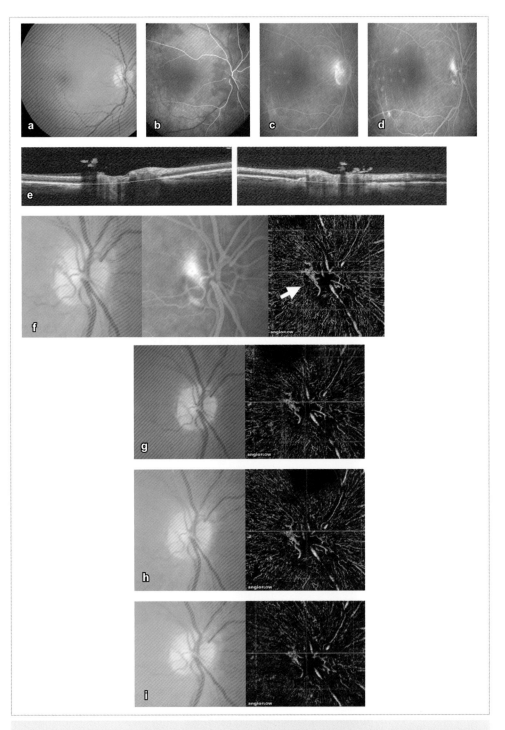

图19.8　52岁男性有2型糖尿病病史12年，已经采用轻度局部激光成功地治疗双眼轻度糖尿病黄斑水肿，常规随访

在一次常规随访中，临床检查诊断左眼视神经乳头新生血管（图19.9b）。在那次就诊中，右眼视神经乳头（图19.9a）临床检查未发现任何明显的新生血管。做了双眼视神经OCTA。在左眼（图19.9c），视神经乳头上的玻璃体中有一支非常明显的、垂直方向生长的新生血管，与临床看到的NVD一致（箭号）。令人吃惊的是，右眼OCTA显示视神经周围非常明显的NVD生长（图19.9d）。右眼的NVD在临床和再次检查时都被忽略了，而这个在OCTA上很容易看到的NVD的平面细节是很明显的。这个病例很好地说明了视神经的OCTA在糖尿病患者中挑选出NVD是非常有用的。

19.10　病例10

一位54岁患者有2型糖尿病15年，常规随访检查糖尿病视网膜病变（图19.10）。临床检查发现右眼轻度到中度非PDR（图19.10a）。没有黄斑水肿的临床或结构

OCT证据。做了荧光素血管造影检查，发现早期（图19.10b）和晚期（图19.10c）遍及黄斑的散在微动脉瘤伴轻度渗漏。做了OCTA，显示模糊的边界不清的浅表和深层视网膜血管丛异常（图19.10d）。OCTA是8 mm×8 mm范围的。又重复做了3 mm×3 mm的OCTA，非常详细地显示了见于糖尿病视网膜病变的典型异常。浅表视网膜丛（图19.10e）显示中心凹无血管区扩大，伴局部毛细血管无灌注区和罕见的毛细血管紊乱。没有看到明显的微动脉瘤。深层视网膜丛（图19.10f）显示相似的发现，但有更大的中心凹无血管区扩大和明显的微动脉瘤。OCTA所见与那些荧光素血管造影所见是可比的（图19.10g）。有趣的是，OCTA上看到的浅表和深层视网膜丛的关系不同于在FA上看到的微动脉瘤。在这个患者，在FA上看到微动脉瘤，在浅表或深层视网膜丛都不明显。其他研究者已注意到相似的发现，有些动脉瘤出现在OCTA上并不出现在传统FA上，反之亦然。正

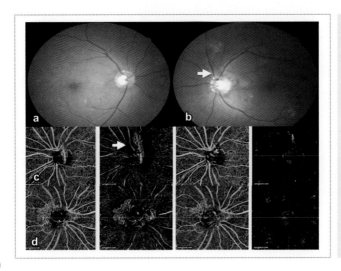

图19.9　38岁患者1型糖尿病已18年，糖尿病黄斑水肿已治疗，前来随访

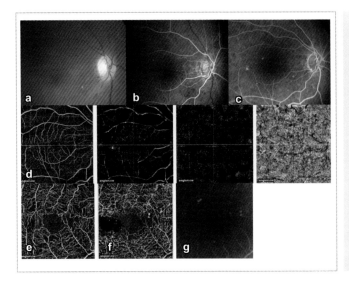

图19.10　54岁患者2型糖尿病15年，常规随访检查糖尿病视网膜病变。临床检查发现右眼轻度到中度非PDR

在做改进，以使见于浅表与深层视网膜血管丛的血管异常与传统的临床参数关联起来。在我们经历过的趣事中，我们已经注意到临床治疗过的糖尿病黄斑水肿的患者的主要病理改变是在深层视网膜丛而不是浅表视网膜丛，但这需要证实。这位患者还很好地证明了，正是得到 3 mm × 3 mm 扫描才能得到最大分辨率，用于评价视网膜血管是多么重要。

19.11　病例 11

73 岁男性有高血压病史，以左眼视力下降 2 个月就诊（图 19.11）。就诊时他的左眼视力 0.1。临床检查（图 19.11a）发现左眼明显的上方分支静脉阻塞，伴中等量视网膜内出血和显著的黄斑水肿。结构 OCT（图 19.11b）证实黄斑水肿伴明显视网膜增厚，视网膜内液和视网膜下液。就诊时做了 8 mm × 8 mm OCTA，显示黄斑鼻上毛细血管无灌注

的节段恰好在阻塞部位的末端。这在浅表视网膜丛看到（图 19.11c）。深层视网膜丛（图 19.11d）难以评估，因为与视网膜内出血有关的信号消失的人工现象，以及因为在结构 OCT 上看到的视网膜显著增厚，形成不规则的解剖，使自动分层困难。外层视网膜（图 19.11e）和脉络膜毛细血管（图 19.11f）没有显示明显异常，但确实显示由于其上出血造成的信号丢失。给予患者玻璃体内注射一次抗 VEGF 制剂，1 个月后返回。在这次就诊的 OCTA 还是重复 8 mm × 8 mm 范围，这次显示在浅表视网膜丛黄斑鼻上毛细血管无灌注区更加明显（图 19.11g）。这次的影像分辨率得到极大改善，超过就诊时的影像，这是因为黄斑水肿减轻，使得自动分层更准确，以及一些视网膜内出血廓清。这次就诊时深层视网膜丛（图 19.11h）由于视网膜内出血造成的信号丢失还是难以评估。这次，OCTA 重复 3 mm × 3 mm 范围，分辨率显著提高。在 3 mm × 3 mm

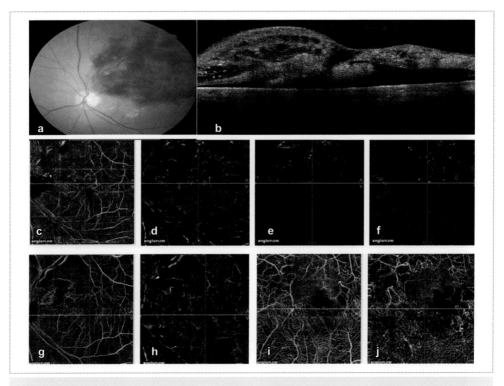

图19.11 一位73岁男性有高血压病史，以左眼视力下降2个月就诊。就诊时他的左眼视力0.1

浅表视网膜血管丛 (图 19.11i) 显示出多个毛细血管无灌注区和黄斑上方毛细血管的异常。在 3 mm × 3 mm 深层视网膜丛（图 19.11j）显示分辨率显著改善，可以很好地评估这个视网膜血管丛。在这个影像上，有与浅表视网膜丛相似的发现，大片毛细血管无灌注区和黄斑上方血管异常。独特的是，这个影像显示了视网膜内囊肿，见于黄斑颞侧在正面影像上，如同一串椭圆形黑色圆圈。这个病例很好地说明在 OCTA 中与样本大小有关的问题。为了理想地评估视网膜静脉阻塞的患者，我们想要一个包含整个黄斑的样本大小。

虽然 8 mm × 8 mm 扫描可以提供足够宽度包含视网膜静脉阻塞的大多数病变，但分辨率鉴别细节还是不够理想。3 mm × 3 mm 扫描的分辨率显著增加，但不能对整个病变区取样。在我们的实践中，我们对视网膜静脉阻塞患者取 8 mm × 8 mm 和 3 mm × 3 mm 扫描，试图捕获整个病变。再说一次，希望将来较大扫描尺寸的分辨率会通过这些成像平台软件和硬件技术的进步得到提高。

（王　琳　译，惠延年　审校）

OCTA 新术语中英文对照

A

autosegmentation　自动分层

amplitude　振幅

artifacts　人工现象 / 伪影

a three-dimensional (3D) assessment of the retinal vasculature　视网膜血管结构的三维（3D）评估

areas of no flow　无血流区

AngioAnalytics　血管分析（注：一种算法软件）

arteriolar pattern　小动脉模式

ability to capture depth-resolved information　捕获深度分辨信息能力

automated quantitative analysis of OCTA images　自动定量分析 OCTA 图像

anastomoses and loops of vessels　血管吻合和环

B

blood flow　血流量

blood motion contrast　血流运动对比度

C

choriocapillaris extends　脉络膜毛细血管层延伸

crisscrossing defect　交叉缺陷

color-coded capillary perfusion density mapping　彩色编码毛细血管灌注密度图

cluster of coarse capillaries　粗毛细血管簇

choroidal blood flow　脉络膜血流

complex signal　复合信号

D

deep retinal vascular plexus　深层视网膜血管丛 (DRP)

double vessels　双血管

depth-resolved imaging　深度解析成像

Doppler OCT　多普勒 OCT

dark halo　暗晕

"dead tree"　"死树"

detect blood flow by motion contrast　以运动对比检测血流

E

en face　正面

en face Doppler OCT　正面多普勒 OCT

F

"false" impression　"伪"像

fernlike pattern　蕨样模式

flow indices　血流指数

G

globular pattern　球状模式

H

high-speed vertical cavity surface emitting laser　高速垂直腔面发射激光器 (VCSEL) high flow　高速血流

high-speed Fourier-domain (TRBF)　高速傅里叶域

I

inner retinal slab extends　视网膜内层延伸

intensity of the vessel　血管密度

L

low flow　低血流

large flow void　大流量缺失

M

motion correction technology　运动校正技术

middle retinal slab extends　视网膜中层延伸

mirroring effect　镜面效应

motion-related artifact　运动相关伪影

manually adjusted　手动校正

"medusa-shaped" or "glomerulus-shaped"　"水母形"或"肾小球形"

O

optical coherence tomography（OCT）　相干光层析成像（术）

OCT angiography（OCTA）　相干光层析成像血管造影（术）

outer retinal slab extends　视网膜外层延伸

OCTA ratio analysis（OCTARA）　OCTA 比率分析

optical microangiography (OMAG) algorithm　光学微血管造影（OMAG）算法

optical scattering signals　光散射信号

P

phase　相位

pruning　修剪

point photodetector　点光源探测器

Q

quantitative capillary perfusion density mapping　定量毛细血管灌注密度图

quantitative　量化

quantify blood flow to the optic nerve　量化视神经血流量

quantify the ratio between areas of flow and areas of flow impairment　定量血流面积与血流损害面积之间的比值

R

relative flow velocities　相对流速

re-established flow　重建血流

round tuft of small-caliber capillaries　小口径毛细血管圆簇

S

split spectrum amplitude decorrelation angiography（SSADA）　分频幅去相关血管造影

SS-OCT angiography(SS-OCT)　扫频 OCT 血管造影

superficial retinal vascular plexus（SRP）　浅表视网膜血管丛

segmentation errors　分层错误

shadowing effect　阴影效应

stretching　拉伸

shadowing or masking effect　阴影或遮蔽效应

segmentation artifact　分层伪影

sensitivity roll-off　灵敏度衰减

slowest detectable flow
最慢可检测血流 (SDF)

slow flow　慢血流

segmented en face slabs across the retinal and choroidal vasculature　横过视网膜和脉络膜血管的正面分层

sea-fan-shaped vessels　海扇形血管

spectrometer　光谱测量仪

"seafan" or "medusa" morphology　"海扇"或"水母"形态

T

tissue with motion　有移动的组织

tissue without motion　未有移动的组织

tangled web of fine vessels　缠绕的细血管网

tangled network　缠绕血管网

total blood flow（TRBF）　总血流量

V

vascular loop　血管环

view en face　正面观

vessel density　血管密度

vessel projection　血管投影

varying interscan time analysis　可变扫描间时分析 (VISTA)

vitreoretinal interface　玻璃体视网膜界面

vascular remodeling　血管重塑

vessel skeletonization　血管骨架化

visualization　可视化

vessel area density　血管面积密度

vessel skeleton density　血管骨架密度

vessel diameter index　血管直径指数

vessel perimeter index　血管周长指数

vessel complexity index　血管复杂性指数

索 引